# HEALTH
# RULES

# 再见，
# 不舒服

[日] 津川友介 —— 著
[日] 羽毛友里惠 —— 译

U0397205

北京联合出版公司
Beijing United Publishing Co.,Ltd.

**图书在版编目（CIP）数据**

再见，不舒服 /（日）津川友介著；（日）羽毛友里
惠译 . -- 北京：北京联合出版公司，2025. 1. -- ISBN
978-7-5596-8055-6

Ⅰ . R 161-49

中国国家版本馆 CIP 数据核字第 2024Z5V 352 号

HEALTH RULES  BYOKI NO RISK WO GEKITEKINI SAGERU
KENKO SHUKAN by Yusuke Tsugawa
Copyright © 2022 by Yusuke Tsugawa
All rights reserved.
First published in Japan in 2022 by SHUEISHA Inc., Tokyo.
This Simplified Chinese edition published by arrangement with Shueisha Inc.,
through Hangzhou FanFan Culture Media Co., Ltd.

北京市版权局著作权合同登记 图字：01-2024-6369 号

**再见，不舒服**

作　　者：〔日〕津川友介
译　　者：〔日〕羽毛友里惠
出 品 人：赵红仕
选题策划：雁北堂（北京）文化传媒有限公司
责任编辑：邓　晨
特约策划：罗　顿
特约编辑：谢莉莉
封面设计：济南新艺书文化 QQ142722191页 蔡小波
版式设计：冉　冉

北京联合出版公司出版
（北京市西城区德外大街 83 号楼 9 层　100088）
小森印刷（天津）有限公司印刷　新华书店经销
字数 127 千字　830 毫米 × 1120 毫米　1/32　8.25 印张
2025 年 1 月第 1 版　2025 年 1 月第 1 次印刷
ISBN 978-7-5596-8055-6
定价：52.00 元

# 目录

## 前言

人在身体健康的时候总是难以想象自己生病时的样子。当生病遭罪的时候，才会意识到健康不是一件理所当然的事情。俗话说：好了伤疤忘了疼。很多人在康复后，过段时间就会忘记疾病曾经给自己带来的痛苦。只有在病痛缠身时，人们才会洗心革面，开始注重身体健康。然而一旦痊愈，就又会回到原来的生活习惯中。

我们的人生是由每一天所做的小小选择累积而成的。早晨上班是选择走路去地铁站，还是坐公交车去？休息日是选择去跑步，还是在家用奈飞（Netflix）看自己想看的电视剧？午餐是去吃包含很多蔬菜的套餐，还是拉面？要喝酒吗？要吸烟吗……虽然一两个选择并不会对健康造成决定性的影响，但它们会积累起来，一步步地控制着我们与健康的距离。"生病的概率"和"健康长寿的概率"就这样在我们看不到的地方起起伏伏。

大家可能在电视或杂志上看到过这样的例子：从来不在意细节、只吃自己喜欢的食物的老人活到了 100 岁；而严于律己、重视身体健康的人却早早去世。人生没有如果，我们并不知道，如果这些人选择不同的生活方式会怎么样。但是，如果前面提到的百岁老人注意饮食的话，或许能够更加健康长寿；如果英年早逝的人选择不健康的饮食方式，也许会更早离世也说不定。

当然，我们无从得知，对他人来说，什么样的生活方式才是最好的。尽管如此，我们还是知道一些能够影响"患病率"的方法。幸运的是，很多医学研究都指出了影响"患病率"的因素。

人无论在社会上取得多大的成就，赚了多少钱，一旦生病，一切都有可能化为乌有。到了那个时候，无论拥有多少钱或自由，都很难再感到幸福。如果人死了的话，钱和自由都会变得毫无意义。虽然健康不一定是人生的目的，但保持健康是让生活变得幸福的必要条件。

万一得了脑梗死或癌症，无论花多少钱，以现在的医疗水平是无法完全治愈的。即使我们没有办法将得脑梗死和癌症的概率完全降到零，也可以通过改善生活习惯来降低患病的概率。我想让大家重新审视一下自己，通过改变吃饭、运动、睡眠、喝酒等日常生活中做出的"一个又一个小选择"，获得掌控自己人生的能力。如果有人在充分了解最新的医学知识、权衡过幸福和健康的利弊后，依然选择过不健康的生活，那也没什么问题。因为无论选择哪种生活方式，都是自己的人生。如果是因为没有掌握正确的医学知识而轻视了患病风险，等到十年后生病了才悔不当初，那就太可惜了。这意味着，如果那个人掌握了正确的医学知识，人生就会变得不一样。

必须注意的一点是——你看到或听到的医学知识是否真的可信？

有些人一听到医生、大学教授或营养师等人说"××对健康有益"，立刻就会信以为真。然而，电视、报纸、杂志或网上流传的大部分信息都没有科学依据（evidence，在日语里可以理解为"科学依据"，指通过医学研究得出的结果或数据）。

如果没有科学依据，即使是权威人士说的话也不能相信。若诺贝尔奖获得者发表的观点不是基于可靠的研究结果得出的，就没有听的价值。

并且，科学依据的可信度也有高低之分。就算有研究论文支撑也不可以立马相信。因为有的研究人员只挑选对自身观点有利的数据，还有的因为收了相关企业的"赞助款"，导致研究结果有所偏颇。更何况还存在着研究方法不严谨，或研究样本数过少的论文。在那些所谓的"有科学依据"的健康信息中，有很多是把不靠谱的论文作为依据的，我们要格外注意。

本书极其注重科学依据的可信度，只挑选使用客观严谨的研究方法的论文作为参考，或者让专业领域相同的第三方研究人员进行严格的查证（这样的过程称为"审查"），只有经过审查的论文才可以作为本书的"科学依据"。本书的主旨是让读者们认识到让身体变得健康的生活习惯，坚决不会传递错误的信息。身为作者的我，对本书的准确性充满信心。

书中专业度高的部分，都由相关领域的顶尖人才逐一审核了内容。"睡眠"那一章的审核人是斯坦福大学睡眠医学中心的河合真副教授；"孕妇饮食小贴士"专栏的审核人是丸之内森女子诊所的宋美玄院长、滋贺医科大学妇产科·科学讲座的笠原真木子医师；"运动"

那一章的审核人是东京大学医学系研究科的镰田真光讲师；"酒·香烟"那一章，"香烟"部分的审核人是东北大学医学系研究科的田渊贵大副教授；"过敏·花粉症"那一章的审核人是东京慈惠会医科大学葛饰医疗中心的堀向健太医师；"新冠·感冒·流感"那一章的审核人是国立国际医疗研究中心·国际感染病中心的石金正裕医师；"疫苗"那一章的审核人是埃默里大学儿童传染病科的纸谷聪副主任、曾于大阪急救中心任职的木下乔弘医师、东京大学的医学博士稻叶可奈子。能够得到各位专业人士的指导与支持，在此，我表示衷心的感谢。

本书尽量避免使用专业术语和难以理解的表述，力求只向读者展示必要的结论。希望大家读完这本书后，能够将收获的知识应用到日常生活中。我相信十年后的大家一定会感慨：遇到这本书，真好。

第一章

睡眠

## 人为什么需要睡觉？

大家有良好的睡眠习惯吗？是起床困难户吗？是否在白天也常常感到昏昏欲睡、头脑不清醒？

没有人会对睡眠的重要性提出异议吧？想必很多人都希望不开闹钟，每天睡到自然醒。但是这对于繁忙的现代人来说是难以做到的。当代社会或许有许多人在不知不觉中陷入了睡眠危机。

睡眠究竟为何如此重要？

慢性睡眠不足对身体有什么危害？

人到底需要多长的睡眠时间？

在介绍关于睡眠的研究成果之前，我们先来盘点一下专业术语。"睡眠不足"一般是指没有达到正常睡眠时间，但是某些时候也会指睡眠质量不好。下文也会再度提到，由于没有达到充足的睡眠时间所引起的健康问题并不能通过改善睡眠质量来解决，因此，我将"睡眠不足"定义为"睡眠时间不充足"。关于睡眠，请一定记住，睡眠时长远比睡眠质量更重要。

人类为什么要睡觉？关于这个问题，人们还没有找到确切的答案。其实不仅是人类，几乎所有动物都需要睡觉。野生动物在睡眠中被捕食者捕获的概率更高，同时也会导致自己觅食的时间变少，所以，从生存的角度来看，可以认为睡眠对动物只有坏处。话虽如此，大多数动物仍然需要睡觉。我认为，睡眠是为了整理脑神经细胞间的联结，删除冗余的记忆。也就是说，动物睡觉就像大家平时使用的电脑，需要每天重新开机、定期做磁盘清理等日常维护工作一样（如果你每天不关电脑也不给电脑做日常维护，请一定要做）。同理，人类也通过睡眠做"脑的日常维护"，成长期的生长激素只在睡眠中分泌（尤其是刚入睡时的深度睡眠阶段）。如此说来，人类之所以需要睡眠，是为了对大脑和身体进行双重维护。

## 失眠会一步步蚕食生命力

众所周知，慢性睡眠不足对身体健康有着各种各样的负面影响。比如，英国的一项研究[1]在过去的 7 年里，追踪了约 50 万名年龄在 40~69 岁的成年人，得出了"睡眠时间不足 6 小时的人比睡眠时间达到 6 小时以上的人得心肌梗死的概率高 20%"的结论。研究结果还表明，睡眠时间每增加 1 小时，心肌梗死的概率便会降低 20% 左右。

西班牙一项约以 4 000 人为研究对象的研究表明，睡眠时间不足 6 小时会加快动脉硬化的发展，因为睡眠时间的缩短会导致血液中的炎症物质增加。另外，也有研究报告称，睡眠时间短会导致心律失常和免疫力低下，且与死亡率的上升息息相关。

睡眠不足还是减肥的劲敌。我们的读者中或许有不少人经历过在熬夜时感到肚子饿，想吃拉面或零食等高热量食物的情况。这种情况也有证据支持。

多项研究指出，睡眠时间短的人更容易肥胖。在一项实验中，实验人员将 12 名健康且标准体重的男性随机分成两组，一组睡眠时间短（4 小时），另一组睡眠时间长（10小时），同时控制他们的饮食热量和运动量。实验结果显示，睡眠不足会增加促进食欲效果的胃饥饿素的分泌，并减少抑制食欲的瘦素的分泌。此外，其他研究也表明，睡眠不足会导致大脑皮层控制食欲的部分功能运行缓慢，让人特别想吃高热量的食物。

## 睡眠不足：你的效率小偷

睡眠不足不仅会对身体造成危害，还会严重影响生产效率。

一项研究将48名实验参与者随机分成不同睡眠时间的小组[2]，进行了为期14天的实验，以观察睡眠时间对大脑运行等方面的影响。实验参与者被分为4个小组，他们的睡眠时间分别为4小时、6小时、8小时以及连续3天通宵。实验结束后，所有参与者都接受了名为PVT（精神行为警觉测验）的觉醒水平和生产效率测试。结果显示，睡眠时间越短，测试出错率就越高，如图1-1A所示。

更有意思的是，自我感受的困倦程度与失误频率并不成正比，如图 1–1B 所示。排除连续 3 天通宵的小组后，无论睡眠时间的长短，睡意在 4~5 天后都没有进一步增强。此外，睡眠时间无论是 6 小时还是 4 小时，困倦程度都没有明显差异。这意味着，无论我们是否感觉到困意，睡眠不足都会在无形中降低我们的生产效率。

睡眠不足造成的经济损失也十分庞大。以美国为首的专家团队组成的兰德公司在 2016 年发布的研究报告称，由于睡眠不足导致生产效率低下，日本每年损失了

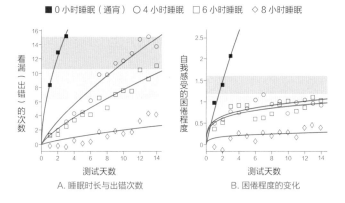

图 1–1　睡眠时长、生产效率及困倦程度之间的关系

数据来源：由笔者根据汉斯·范东恩的研究（2003）制作。

60 万天的劳动日数，据估计，这一经济损失约为 15 兆日元（占日本国内生产总值的 3%）以上。

## 黄金睡眠时间的"谎言"

我们每天需要确保多少小时的睡眠时间呢？在日本，人们经常提到"1.5 小时睡眠周期"的概念，很多人认为 6 小时的睡眠时间是最理想的。换句话说，大多数人觉得睡够 6 小时就算"睡得很好"，若不足这个时长就会算作"睡眠不足"。然而，这种"6 小时睡眠神话"其实是不正确的（顺带一提，我身边的美国人从未提及"1.5 小时睡眠周期"的说法，这似乎是日本独有的"神话"）。

推崇 1.5 小时睡眠周期的人们认为，快速眼动睡眠［大脑活跃活动的睡眠阶段，眼球会快速运动，被叫作 REM（Rapid Eye Movement）睡眠］和非快速眼动睡眠（眼球没有快速运动，大脑处于休息状态，进入深度睡眠）会以 90 分钟为周期交替出现，这时候起床最为理想。然而，这仅仅是一个平均值，实际上快速眼动睡眠和非快速眼动睡眠的周期因人而异。此外，有多项研究报告明确指出，6 小时的睡眠时间对于人类来说是远远不够的。

美国国家睡眠基金会（National Sleep Foundation）的研究结果表示，18~64 岁的人需要 7~9 小时的睡眠时间，而 65 岁以上的人则需要 7~8 小时的睡眠时间。这项结论是在低于该睡眠时间就会对健康造成各种不良影响的基础上得出的。换句话说，为了保持健康，人类至少需要 7 小时的睡眠时间。

从图 1-2 可以看出，十几岁的孩子即使睡了 7 小时，他们的睡眠时间也是不太够的。6~13 岁的孩子需要 9~11 小时的睡眠时间，而 14~17 岁的孩子则需要 8~10 小时的睡眠时间。年轻人常常看起来很困，这并非因为他们懒惰，从生物学的角度来说，他们比成年人需要更多的睡眠时间。考虑到这一科学依据，一些地方已经开始推迟学校的上课时间。例如在美国华盛顿州西雅图进行的一项研究中，高中的上课时间推迟了 1 小时，学生的睡眠时间增加了 34 分钟，平均成绩提高了 4.5%。

那么，日本人的睡眠时间足够吗？

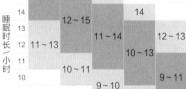
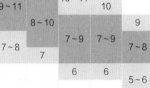
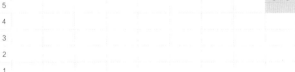

图 1-2 各年龄段的建议睡眠时长

数据来源：美国国家睡眠基金会（National Sleep Foundation）。

注：美国睡眠医学会［AASM（American Academy of Sleep Medicine）］的建议内容与该表格不完全相同，但十分接近。

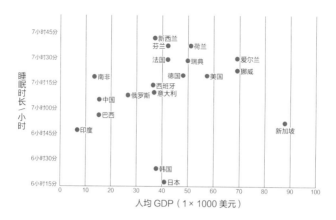

图 1-3 各国的睡眠时长与收入水平（人均 GDP）的关系

数据来源：《智生活 1843》。

从图 1-3 中可以看出，日本是世界上睡眠时间最短的国家之一。日本人平均每天只睡 6 小时多一点，这也许和前面提到的"6 小时睡眠神话"有关。

## 好好睡觉，益处多多

从这些有关睡眠的研究中，我们可以总结出三个要点。

第一点，**睡眠不足被视作万病之源**。有研究报告指出，长期睡眠不足不仅会增加心肌梗死和死亡的风险，还会加速肥胖。因此，为了确保我们健康和长寿，充足的睡眠至关重要。

第二点，**睡眠不足会对大脑的运行产生负面影响**。因此，为了提高工作效率，充足的睡眠是必不可少的。例如提前一个小时回家，提前一个小时上床休息，最终可能会带来更高效的工作产出。对于上班族来说，确保睡眠充足可以被视为工作的一部分。

第三点，**为了维持健康并在工作中充分发挥自己的才能，我们需要 7 小时以上的睡眠时间**。广泛流传的"6 小时睡眠神话"是不正确的，6 小时睡眠依然处于睡眠不足的状态。虽然睡眠的时长和质量都很重要，但质量无法弥补数量的不足。**我们应该先确保 7 小时的睡眠时间，再考虑睡眠质量的问题**。快速眼动睡眠和非快速眼动睡眠的周期因人而异，即使是 1.5 小时的睡眠周期，也不能保证我们醒来时立刻就能感到清醒。如果我们能确保足够的睡眠时间，到天亮时，快速眼动睡眠会增加，非快速眼动睡眠会减少，从快速眼动睡眠中自然醒来的概率就会变高。也就是说，**早上醒来时头脑不清**

醒，并不是起床时间的问题，而是只要延长睡眠时间就可以轻松解决的问题。

由于少子、老龄化的影响，日本未来的劳动力将会减少。因此，关于提高工作效率的必要性的讨论有很多。为了实现这一目标，让员工早点回家并确保他们至少拥有 7 小时的睡眠时间，比延长他们的工作时间更好。这种方法不仅可以提高工作效率，还能提高员工对工作的满意度，使他们的情绪更加稳定，降低因过度劳累导致的抑郁症等精神疾病的患病风险，同时也有助于员工长寿（符合"健康经营"的理念）。这确实是对公司、员工、社会以及未来都有利的工作方式改革。

## 小结

> 睡眠不足会增加患病和肥胖的风险。

> 睡眠不足会对大脑的运行产生负面影响。

> 睡眠时长比睡眠质量更重要，有必要确保 7 小时以上的睡眠时长。

1　通过类似抽签和掷硬币等随机方式，将参与者分为接受介入（如使用药物等）和未接受介入两个小组，这种做法被称为"随机对照试验"（Randomized Controlled Trial，简称 RCT，详情见延伸阅读⑤"什么样的科学依据更可信"）。该试验利用了人们在遗传上的差异，有些人天生睡眠时间长，有些人则天生睡眠时间短。通过这种方式，研究人员可以模拟出类似随机对照试验的情景，从而使得研究结果的可信度更高。这种做法被称为"孟德尔随机化"。

2　随机对照试验能够确保两组之间唯一的区别在于是否接受了介入，从而准确地评估介入的因果效果。相比之下，"观察研究"并非通过实验的方式来进行研究，而是在群体外进行观察，比较在群体内接受介入和未接受介入的小组。由于两个小组在很多方面可能存在差异，因此很难分清研究结果是由于介入的影响还是其他因素导致的影响。"观察研究"可以通过统计学的方法剔除年龄、性别等数据的影响再进行比较，但对于健康意识等不包含在数据中的因素影响则无法通过统计学的方法剔除。所以，"观察研究"得到的结果相对于随机对照试验得到的结果，可信度较低。

第二章

饮食

## 不会吃？照着这份清单吃就对了！

人类每天的饮食选择对健康的影响至关重要。

那么，究竟什么样的饮食能够降低患癌症、脑卒中（脑梗死或脑出血等，凡是与脑血管障碍相关的疾病都称为脑卒中）等疾病的风险，帮助人们延年益寿呢？针对这些问题，医学界已有大量的研究成果。

如果可以得知哪些饮食在维持人体健康方面的确具有科学依据，我们就不会轻易被那些以"最新研究"为标题的、真假难辨的信息所迷惑。毕竟这个领域的研究众多，理论基础扎实，即使偶尔出现一两个意见相左的"最新研究"，也无法推翻已有的结论。

那么，我们应该吃什么、不应该吃什么呢？根据大量可靠的研究，以下三种食物被认为对健康有害：①红肉（如牛肉或猪肉，但不包括鸡肉）和加工肉制品（如火腿肉或香肠等）；②白色碳水化合物（如白米饭或乌冬面等）；③黄油等饱和脂肪酸。

相反，以下五种食物被认为对健康有益（即能够降低患脑卒中、心肌梗死、癌症等疾病的风险）：①鱼；②蔬菜和水果（不包括果汁和马铃薯）；③褐色碳水化合物；④橄榄油；⑤坚果类。

接下来，我将逐一进行说明。

---

## 要少吃的食物：
## 加工肉制品、白色碳水化合物、黄油等

---

### 加工肉制品和红肉

2015 年 10 月，世界卫生组织（WHO）旗下的国际癌症研究机构（IARC）发表了一项研究，指出"加工肉制品具有致癌性，红肉也可能具有致癌性"。"加工肉制品"包括火腿肉、香肠、培根等，而红肉则是指牛肉、

猪肉等看上去是红色，属于四腿动物身上的肉，与平时所说的脂肪少的瘦肉有所不同。另外，红肉也包含所谓的"雪花牛肉"。

顺带一提，鸡肉是被归类为"白肉"的，不属于红肉。

总的来说，IARC 将加工肉制品归类为 1 类致癌物质，与香烟、石棉等同级；而将红肉归类为 2A 类致癌物质，与溴乙烯、丙烯酰胺等同级，见表 2-1。

表 2-1　由 IARC 发布的致癌风险清单（节选）

| 1 类 | 具有致癌性 | 香烟、石棉、煤烟、加工肉、紫外线、苯等 128 种物质 |
| --- | --- | --- |
| 2A 类 | 致癌的可能性较高 | 溴乙烯、丙烯酰胺、红肉等 95 种物质 |
| 2B 类 | 致癌的可能性较低 | 乙醛、三氯甲烷、燃油汽车排放的尾气等 323 种物质 |
| 3 类 | 无法评判是否具有致癌性 * | 煤尘、聚乙烯、糖精、咖啡等 500 种物质 |

* 没有足够的科学依据评判是否具有致癌性。

数据来源：IARC 专著，卷 1-135。

研究表明，平均每天多摄取 50 克加工肉制品（相当于 1 根热狗或 2 片培根），就会增加 18% 患大肠癌的风险。而每天摄取 100 克红肉，则会增加 17% 患大肠癌的风险。

日本患大肠癌的人数正在急剧增加，患有癌症的男性群体中，大肠癌是仅次于胃癌、肺癌第三高发的癌症；而在相关的女性群体中，大肠癌是仅次于乳腺癌第二高发的癌症。具体如图 2-1 所示。

也有以日本人为研究对象的国立癌症研究中心进行的研究。日本国立癌症研究中心对从日本岩手县到冲绳县的 45~74 岁、约 8 万名居民进行了 8~11 年的追踪研究。结果表明，红肉或加工肉制品摄入量越多，患大肠癌的风险就越高。尽管经过统计，摄入加工肉制品多和少的人之间，患大肠癌的风险没有显著区别[1]，但从整体趋势来看，摄入量越多，患大肠癌的风险就越高。

吃红肉或加工肉制品会使患大肠癌的风险变高，主要与三个因素有关：①血红素（红肉中的红色素）；②硝酸盐、亚硝酸盐（用于保持加工肉的新鲜程度、防腐的物质）；③杂环胺和多环芳烃（高温加热肉时会产生的物质）。由于硝酸盐、亚硝酸盐通常只在加工肉制品中存在，所以加工肉制品比红肉对健康造成的不良影响

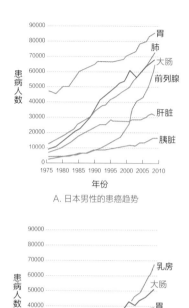

A. 日本男性的患癌趋势

B. 日本女性的患癌趋势

图 2-1　按患病部位分类，癌症患者人数的发展趋势

数据来源：日本国立癌症研究中心·癌症防治信息中心。

更大。肉的烧焦部分会产生较多杂环胺等有害物质，因此，即使同样属于红肉，烤肉或烧烤等直接用火高温烹饪的食物更容易增加患癌风险。

那么患上其他病的概率呢？世界各国均对此展开过研究。根据一项总结了九篇论文的研究表明，加工肉制品摄入量越多的人，全因死亡率（不论原因死亡的概率）、脑梗死或心肌梗死等动脉硬化导致的死亡率和癌症死亡率都更高[2]。

另一项总结了五篇论文的研究显示，每天摄入加工肉制品超过 50 克会增加 13% 的脑卒中风险；而每天摄入红肉超过 100~120 克则会增加 11% 的脑卒中风险。

我的本意并不是要让大家完全不吃肉，而是建议在充分了解其对健康可能造成的不良影响的基础上，在适量范围内享受美味。另外，即使吃红肉也应避免选择高温烤制类食物（如烤肉或烧烤等），尤其不要吃烧焦的部分。

### 白色碳水化合物

"白色碳水化合物"指的是白米饭、乌冬面、意大利面和使用小麦粉制作的白色面包等"精制碳水食物"。所谓精制，就是把难以下咽的部分和味道不好的部分去除，用大米来说，就是把糠皮、胚芽等去除后的精米

（白米）。

另外，后面将会提到的"可以放心吃的食物"部分阐述的"褐色碳水化合物"，指的是糙米、荞麦或使用全麦粉制作的褐色面包等"非精制碳水化合物"。

白色碳水化合物虽然没有砂糖那么甜，但在人体内会被分解成糖分并吸收，所以，白色碳水化合物本质上和砂糖没有区别。从科学的角度来说，白色碳水化合物≈糖。也就是说，白米饭和甜的零食，对身体来说都是相似的东西。

众多研究报告指出，以白米饭为代表的"白色碳水化合物"会让血糖指数上升，增加患糖尿病、脑卒中或心肌梗死等因动脉硬化引发的疾病的风险。在接下来要介绍的研究里，把白米或糙米的摄入量以克数表示，一小碗米饭大约是 160 克，一大碗米饭大约是 200 克。

白色碳水化合物摄入过多，首先可能引发的疾病是糖尿病。白米的摄入量越多，患糖尿病的风险就越高。

2012 年，在医学界具有权威性的《英国医学杂志》（*BMJ*）上刊登了一篇论文，总结了白米饭与糖尿病之间的关系的四项研究结果。从中可以得知，每多摄入一碗白米饭，患糖尿病的风险就会增加 11%。

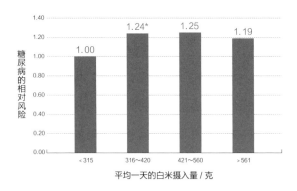

男性

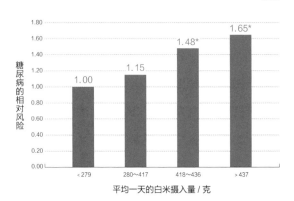

女性

图 2-2 白米的摄入量与日本人在 5 年内罹患糖尿病的风险关系

数据来源：由笔者根据南里明子的研究（2020）制作，对部分内容进行了修改。

注：相较于摄入白米最少的小组，本图在患糖尿病的风险明显更高的小组的相对风险
值上标有星号（*）。如相对风险值为 1.24，意味着患糖尿病的风险增加了 24%。该
研究判断的糖尿病风险值已根据年龄、热量的总摄入量、运动量、其他饮食、BMI
（体重指数）等因素进行了修正。

我们再看一看来自日本人的科学依据，这在前面提到的论文中也被作为数据引用：日本国立国际医疗研究中心的南里明子（现任职于福冈女子大学）等人以日本人的数据进行的一项研究显示，日本人也是白米饭的摄入量越多，患糖尿病的风险越高。如图 2-2 所示。

该研究表明：一方面，在男性群体中，与一天吃白米饭的量少于两碗的小组相比，一天吃两到三碗白米饭的小组在 5 年内患糖尿病的风险会高 24%；另一方面，一天吃两到三碗白米饭的人，与吃三碗以上的人患糖尿病的风险相比没有区别。从中可以得知，一天吃两碗白米饭是使患糖尿病的风险上升的分水岭。

而女性方面的数据就更加简单明了。吃的白米饭越多，患糖尿病的风险就越高。比起一天只吃一碗白米饭的小组（注：白米饭的摄入量在男女之间是有差异的），一天吃两碗白米饭的小组患糖尿病的风险会高 15%，吃三碗的小组则会高 48%，吃四碗的小组会高 65%。

这样的结论，是要以"对白米饭的摄入量的推算是准确的"为前提才能成立。由于白米饭的摄入量是研究对象自己说的，有记错或因为罪恶感而隐瞒实际摄入量的可能性。更何况，对于每天进行一小时以上体力劳动或激烈运动的人来说，统计分析的相关性并不显著。综上所述，我们可以粗略地理解为：白米饭的摄入越多，患糖尿病的风险就越大。

我也认为尽量少吃白米饭比较好，尤其是对于有糖尿病家族史的人来说，得糖尿病的概率会更高。为了降低患病风险，应尽可能地减少白米饭等白色碳水化合物的摄入。对于无论如何都想吃白米饭的人来说，每天进行一小时以上的剧烈运动，可以防止患糖尿病的风险上升。

另外，2016年《英国医学杂志》上刊登的一项整合了多篇论文的研究表示，过量摄入白米饭的确会使患糖尿病的风险上升（但不会使患癌症的风险上升）。

## 黄油等饱和脂肪酸

在油脂的世界里，有益健康的油和有害健康的油并存。通常，在常温下呈固态、来源于乳制品或肉类等动物性脂肪的，被称为"饱和脂肪酸"。而那些常温下为液态、从植物中提取的油脂，则被称为"不饱和脂肪酸"。橄榄油是健康油脂的代表，而有害油脂的典型则是黄油等富含饱和脂肪酸的油脂。有大量的研究报告显示，摄入黄油越多的人，其死亡率相对较高，从中可以得知，黄油是对健康有害的食物。

当然，偶尔把黄油作为一种享受去品尝是可以的，如果作为日常食用油，我还是推荐选择橄榄油等植物性油脂。

## 美味但不健康的食物，
## 真的一点都不能吃吗？

读到这里，也许有些读者会心生疑惑："我很喜欢吃牛肉、猪肉、白米饭和乌冬面，难道这些食物都不能吃了吗？"

想必有很多人都喜欢将烤肉和白米饭搭配在一起享用吧。虽然我在本书中将这些食物归类为"对健康有害的食物"，但并不意味着完全不能吃。我的初衷是希望大家在了解食物利弊的基础上，做出更明智的选择。对于喜欢甜食的人来说，品尝甜食可以提升生活中的幸福感。虽然控制甜食的摄入量可以使身体更加健康，但过度压抑对甜食的渴望也会使生活失去乐趣。在这种情况下，为了平衡幸福感和健康，每天适量地享用一些甜食也是合理的选择。

然而，我们必须面对一个事实，那就是在身患重病之后，有可能难以享受美食。因此，在明了风险的前提下，找到享受美食与维持健康之间的平衡点尤其重要。

我的建议是，与其仅仅减少摄入对健康有害的食物，不如将这些食物替换为接下来要介绍的，对健康有益的食物。

## 可以放心吃的食物：
## 鱼、褐色碳水化合物、坚果等

### 鱼

说到可以放心吃的、对健康有益的食物，鱼必然是首选。有研究发现，经常吃鱼的人，其死亡率相对较低。2016 年，《欧洲临床营养学杂志》（*European Journal of Clinical Nutrition*）发表了一项综合了 12 项研究数据（共计 67 万人）的研究结果，该研究表明，鱼的摄入量越多，人们的死亡风险就越低，如图 2-3 所示。

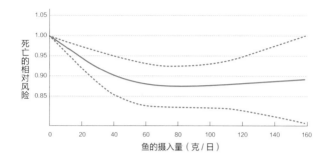

图 2-3  鱼的摄入量与死亡的相对风险的关系

数据来源：由笔者根据赵龙刚的研究（2016）制作。

注 1：纵轴表示相较于完全不吃鱼的人，死亡风险增加了多少倍。以一天摄入 60 克鱼肉为例，其死亡风险为 0.88 倍（88%），可以理解为相较于完全不吃鱼的人（从百分比中减去后）得出死亡风险降低了 12%。

注 2：实线表示被推算的相对风险，而虚线则表示 95% 可信区间（虽然这并非绝对正确的数据，但大致上，该区间的相对风险可信度可达 95%。所以，可以将两条虚线之间的范围视为相对风险的可信范围）。

那么，摄入多少鱼最为合适呢？

研究发现，每天摄入 60 克鱼肉的人相较于完全不吃鱼的人，死亡率降低了 12%。然而，并不是摄入的鱼越多越好。我们观察图 2-3 可以得知，每天摄入的鱼肉超过 60 克，对健康的益处并没有进一步提升。

这项综合了多项研究结果的论文中，还包括了两项以日本人为研究对象的研究，两项研究都得出了相同的结论：摄入鱼类有助于降低死亡率。

另外，吃鱼可能有助于预防脑卒中或心肌梗死等由动脉硬化引发的疾病。一项综合了多项研究的报告指出，平均每天摄入 85~170 克鱼肉（特别是脂肪含量较高的鱼），相较于几乎不吃鱼的人，因心肌梗死而死亡的风险降低了 36%。

吃鱼还有可能降低患癌症的风险。另一项综合了 21 项研究的报告指出，每天摄入相当于 0.1 克欧米伽-3 脂肪酸（omega-3）的鱼肉，患乳腺癌的风险有望降低 5%。然而，并不是吃得越多风险就越低。在摄入量为 0 的基础上适当加量时，效果最为显著（0.1 克/日），持续适量地摄入鱼类更为健康。

还有其他报告指出，吃鱼可能有助于降低患大肠癌和肺癌的风险。对于胃癌，吃鱼并未表现出降低患病风险的效果。此外，关于前列腺癌，虽然吃鱼并未降低患病风险，但可能有助于降低患病后的死亡率。

在过去，人们普遍认为素食主义者缺乏必要的营养。然而后续的研究显示，素食主义者相较于吃肉的人，患由动脉硬化引发的疾病或癌症的风险更低。如果你看过奈飞（Netflix）上映的纪录片《游戏规则改变者：

运动营养学的真相》，你就会明白动物蛋白对健康的潜在危害。实际上，有一类人的饮食习惯比素食主义者更为健康，他们就是鱼类素食者。鱼类素食者指的是既遵循素食主义又食用鱼类的人群。鉴于前文所述摄入鱼类的益处，综合考虑，鱼类素食者的饮食习惯可谓是健康层面上的"最佳选择"。

## 蔬菜和水果

大家都知道，多吃蔬菜和水果对身体好。不过，这并不意味着所有的蔬菜和水果都对身体有益。众多研究结果显示，未加工的蔬菜和水果对健康有益，但把蔬菜和水果加工成果汁或果泥，就有可能失去其健康益处了。

"未加工的蔬菜和水果"不一定只指生的，水煮过的蔬菜或蔬菜汤也包含在内。另外，冷冻后再解冻的水果，其营养成分可能没有太大变化，但加工食品就不一样了。

本书中所指的"未加工的蔬菜和水果"是指超市和蔬果店中售卖的真正的蔬菜和水果，不包括果汁或果泥等加工食品。在加工过程中，重要的营养成分，如"不可溶性膳食纤维"（加工食品中也含有可溶性膳食纤维）会流失，因此被认为不再具有原有的健康益处。我认为，直接把未加工的蔬菜和水果粉碎后制成的蔬果泥，比采用冷压技术压榨出的果蔬汁更健康，因为后者会损失大部分膳食纤维（目前还没有实际比较这两种制作方式的研究，这只是我的个人观点）。

那么，水果和蔬菜对我们的健康有何影响呢？如图2-4所示，根据一项汇总了16项研究的研究报告显示，

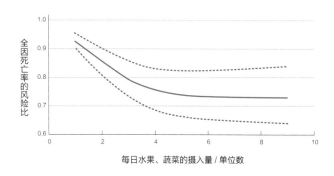

图 2-4　水果、蔬菜的摄入量与全因死亡率的风险比的关系

数据来源：由笔者根据王霞的研究（2014）制作。

注：实线表示被推算的相对风险，其两侧的虚线表示 95% 的可信区间（虽然这并非绝对正确的数据，但大致上，该区间的相对风险可信度可达 95%，因此可以将两条虚线之间的范围视为相对风险的可信范围）。当风险比小于 1 时，表示死亡率较低。例如，风险比为 0.8，可以解释为死亡率下降了 20%。

每天增加一单位（相当于半根香蕉或一个小苹果，80克）的水果摄入量，全因死亡率会降低 6%；而每增加一单位（相当于一小盘，77克）的蔬菜摄入量，全因死亡率会降低 5%。蔬菜和水果的摄入量越多，死亡率就越低。但每天的摄入量超过五单位（380~400克）时，即使继续增加摄入量，死亡率也不会再有变化。从中可以推断，每天摄入约 400 克蔬菜和水果对健康较为有益[3]。

每增加一单位蔬菜和水果的摄入量，因心肌梗死和脑卒中等疾病而死亡的概率会降低 4%，而糖尿病的发病率在有适量水果摄入的人群中也较低。

顺带一提，也许有很多人会将马铃薯视为蔬菜，实际上，马铃薯属于"白色碳水化合物"。以马铃薯为原料制作的薯条或薯片都是不健康食品的代表，有研究表明，其有可能增加患糖尿病或导致肥胖的风险。

## 褐色碳水化合物

"褐色碳水化合物"指的是糙米、荞麦或使用全麦粉制成的褐色面包等非精制碳水化合物。

众多研究表明，褐色碳水化合物对健康有益。一项整合了美国、英国和北欧国家，以 78.6 万人的数据作为样本的研究发现，每天摄入 70 克褐色碳水化合物的小组比摄入量较低的小组死亡率低 22%。

另一项整合了七个实验的研究结果显示，多量摄入褐色碳水化合物的小组（每天摄入 2.5 单位以上）与少量摄入的小组（每天摄入不足 0.2 单位）相比，因动脉硬化引起的心肌梗死或脑卒中的风险低 21%。

还有多项研究结果表明，摄入褐色碳水化合物可以降低患糖尿病的风险。

每周摄入 200 克以上糙米的小组与每月摄入不到 100 克糙米的小组相比，患糖尿病的风险低 11%。根据这项研究推算，将每天摄入的 50 克白米换成糙米，可以降低 36% 患糖尿病的风险。

虽然褐色碳水化合物对健康有很大益处，但在超市和便利店中，要注意其中一些标注了"全麦粉"，实际上是在精制小麦粉中添加少量全麦粉的商品。此外，荞麦也分为十成荞麦和二八荞麦，在选择荞麦食品时，请尽量选择荞麦含量高的。

### 坚果

有多项科学依据支持"地中海饮食"对健康有益，

这种饮食文化主要流行于欧洲的地中海沿海地区。在世界各地众多不同的饮食文化中，地中海饮食被誉为最有益健康的饮食方式之一。其饮食核心要素包括前文提到的鱼类、橄榄油和坚果类食物。

2013 年，世界级权威医学杂志《新英格兰医学杂志》（*The New England Journal of Medicine*）发表了一项大规模实验的研究结果。

结果表明，接受地中海饮食营养指导的小组，因脑卒中和心肌梗死而死亡的概率降低了 29%。另一项基于同组数据的研究表明，地中海饮食降低患乳腺癌的概率高达 57%。

还有一项研究报告称，地中海饮食可以将患糖尿病的风险降低 30%。

顺带一提，这里提到的"坚果类"指的是"树的果实"，如杏仁、核桃、腰果等。虽然花生并非树的果实，而是豆类的一种，但最近的研究表明，花生与其他树的果实一样对健康有益。相较于其他坚果，花生的价格更为便宜，对于不想花费太多金钱又想保持健康的人来说，我更推荐食用花生。

# 简单有效的食物分类术

如果从简单思考的角度出发，所有食物可以被分为五大类。其中，经过大量研究证实对身体有益的食物可归为 1 类，而证实对健康有负面影响的食物则归为 5

表 2-2　把对健康有益／有害的食物分成了 5 类

| 类别 | 说明 | 举例 |
|---|---|---|
| 1 类 | 经过大量值得信赖的研究证实对身体有益的食物 | 鱼、蔬菜和水果、褐色碳水化合物、橄榄油、坚果类 |
| 2 类 | 也许它对健康具有一定的益处，或有少量研究表明，它可能对健康产生积极影响 | 黑巧克力、咖啡、纳豆、酸奶、醋、豆乳、茶、豆类、蘑菇类 |
| 3 类 | 没有报告表明它对健康有益，也没有报告表明它有害 | 其他诸多食物 |
| 4 类 | 也许它对健康具有一定的潜在危害，或有少量研究表明，它可能对健康产生负面影响 | 蛋黄酱、人造黄油 |
| 5 类 | 经过大量值得信赖的研究证实对健康有负面影响的食物 | 红肉（牛肉或猪肉，不包含鸡肉）和加工肉制品（火腿肉或香肠等）、白色碳水化合物（含马铃薯）、黄油等饱和脂肪酸 |

数据来源：津川友介《世界第一简单且被科学证实的终极饮食法》。

类。我们日常摄入的食物大多属于中间分类（第2、3、4类），具体可见表2–2。

我们几乎每天都能通过电视或网络等各种媒体渠道看到关于"最新研究发现，某种食物对健康有益"的报道，而这些被推崇的食物大多属于第2类。换言之，可能有一两项实验结果显示它们对健康有益，但尚未确定是否真的有益。几个月后，我们可能又会看到同样的食物"在最新研究中被发现对健康有害"的新闻，实际上，这种情况经常发生。对于"保质期短的健康信息"，我们不必过于欣喜或忧虑，这些信息不会让你眼前一亮，也没有话题热度，重要的还是**每日摄取那些经过长期研究证实有益健康的食物才能保证我们的健康**。

> 在认识到哪些食物对健康有益、哪些食物对健康有害的基础上，思考如何构建合理的饮食习惯至关重要。

> 享受美食是人生一大乐事，重点是在享受美味与维护健康之间找到平衡，而非盲目拒绝所有可能存在风险的食物。

> 对于媒体报道的那些"保质期短的健康信息"，我们不必过于热衷或忧虑，应理性看待。

1 在统计学上，"显著"指的是认定为不能归因于偶然的强关联性。

2 美国人的红肉摄入量越多，死亡率越高；而欧洲人和亚洲人尚未明确该关系。

3 针对日本人的研究结果显示，水果的摄入量越高，因脑卒中和心血管问题（结合了脑卒中和心肌梗死的因素）导致的死亡率就越低，同时整体死亡率也会降低。而对于蔬菜的摄入量，尽管它与心血管问题导致的死亡率有关，但并未发现其与整体死亡率有明确的关联。这可能与日本人对水果的摄入量较少，对蔬菜的摄入量较多有关。

第三章

>>

运动

## "日行一万步"真的有科学依据吗？

饮食、运动、睡眠和精神状态（如压力等）是保持身体健康的四大关键要素。很多人都明白这些要素的重要性，实际上能够完全掌控的人又有多少呢？

运动有益健康，这一点应该没有人会质疑。然而，能否真正付诸实践就是另一回事了。很多人都知道运动的重要性，但也有很多人因为忙碌的生活无暇运动。有些人可能因为平时上班需要步行一定的距离，就自我安慰运动量已经够了。

不同的人有不同的运动目的，有的人为了减肥，有的人为了缓解压力，最重要的目的，应该是"为了不生病"

吧。那么，要达到什么程度的运动量才能预防疾病呢？

想必很多人都听过"日行一万步可以改善身体健康"的说法。这个口号来源于日本，长久以来，所谓的"一万步"其实没有任何科学依据。

1780 年，瑞士钟表师阿伯拉罕·路易·宝玑首次将计步器应用于实践中。随后，在 1965 年，日本的山佐钟表计步器公司推出了面向大众的第一款"万步计步器"。当时正值 1964 年东京奥运会后，日本人民对运动健身的热情高涨，各种倡导"多走运动"和"日行一万步"的团体纷纷涌现。然而，关于为什么得出要走"一万步"，其实并没有任何科学依据。

此后，"日行一万步有益健康"的观念迅速传播到世界各地，并被广泛接受，仿佛它是一个有科学依据的正确观点。

那么，从目前的研究结果中，我们可以了解到什么呢？

2019 年 5 月，哈佛大学的一个研究小组公布了一项有趣的研究结果。在 2011—2015 年间，他们让大约 1.7 万名平均年龄为 72 岁的高龄女性佩戴加速度计 7 天，以测量她们的步数。此后，持续追踪研究到 2017 年年末，他们发现，行走步数越多的人死亡率越低。

2020 年 3 月发表的一项研究显示，**每天走超过 7 500 步能对健康产生更大的益处**。这项研究分析了 4 840 名具有代表性的美国人的数据，并得出结论：**每天行走步数越多，死亡率越低**，直至达到 12 000 步，如图 3-1 所示。

图 3-1 是在剔除了年龄、性别、饮食内容、肥胖程度、饮酒量和吸烟量等因素的影响后，显示了一天内行走步数与死亡率之间的关系。

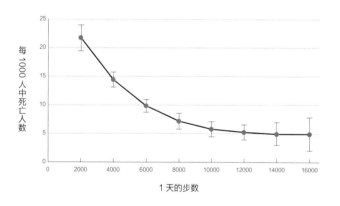

图 3-1　1 天的步数与死亡率的关系

数据来源：由笔者根据佩德罗·圣莫里斯的研究（2020）制作。

行走超过 12 000 步对健康似乎没有很大益处。从死亡率的角度来看，即使每日行走不足 10 000 步，依然有利于健康。当然，如果没有负担的话，也可以将 12 000 步作为目标。

值得注意的是，死亡率并不是衡量健康的唯一标准，还有其他指标，如体重和血糖值等。在这些死亡率以外的健康指标方面，行走步数的影响可能会有所不同。此外，由于这项研究是针对美国人进行的，研究结果可能与其他国家的情况有所不同。尽管如此，这项研究仍然为我们提供了一个回顾和审视自己生活习惯的契机。

## 最简单的长寿秘诀：每天跑步 1 小时

日本人平均每天走多少步呢？

2017 年，斯坦福大学的研究人员分析了全球 111 个国家约 70 万人的手机加速度计数据，以研究各国人民平均每天走多少步。结果显示，日本人平均每天走 6 010 步，在接受调查的国家和地区中排第四，仅次于中国香港、中国内地和乌克兰。如图 3-2 所示。

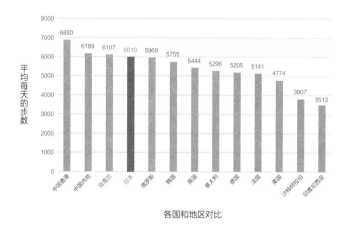

图 3-2　各国和地区人民的平均步数（通过手机应用程序测算）

数据来源：由笔者根据蒂姆·阿尔托夫的研究（2017）制作。

更准确的统计数据（《日本国民健康和营养调查》）显示，日本人平均每天走 6 278 步，要达到研究中提到的目标值 12 000 步，还需要每天再多走 6 000 步。这相当于多走了 1.05 小时或 4.2 千米。而对于那些觉得完成难度高的人，行走步数越接近 12 000 步，死亡率就越低，建议在自己力所能及的范围内增加步数。

相信也有很多人喜欢跑步。有研究表明，定期跑步的人大约比不跑步的人寿命长三年。进行这项研究的研究人员在接受《纽约时报》采访时评论道："每天跑步1小时可以延长7小时的寿命。"当然，这并不是说增加跑步时间就可以无限延长寿命。对于那些因为时间不够而烦恼的人来说，"每天跑步1小时可以延长7小时的寿命"是一项高回报率的"投资"。

## 从运动量为 0 开始逆袭

最后，我们来了解一下美国的运动指南。为了保持健康，美国的运动指南建议成年人每周进行 150~300 分钟的中等强度运动（因人而异，如快走或爬楼梯等），或每周进行 75~150 分钟的高强度有氧运动（如慢跑等）。此外，每周进行两次全身主要肌肉的力量训练也会对健康更有益。

这些建议的依据可以在图 3-3 中找到。

该图的纵轴表示死亡率，横轴表示运动量。显然，运动量越大、死亡率越低的关系是被认可的。值得关注的是，平时运动量为 0 的人，只要"多运动一下"，就能给健康带来益处。每周的运动量超过 150~300 分钟

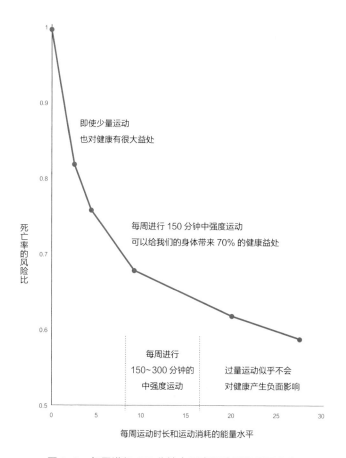

图 3-3　每周进行 150 分钟中强度运动可降低死亡率

数据来源：由笔者根据史蒂文·C·摩尔的研究（2012）制作。

后，额外获得的益处会逐渐减少，适量的运动才是最佳选择。

仅仅依靠运动而不注意饮食的话，每周 150 分钟的运动量可能还不足以减轻体重（运动和体重之间的关系将在第四章中详细讨论）。

盲目地运动是很难进行的，可能会使人无法长期坚持下去。这些研究结果告诉我们，运动确实可以预防疾病并延长寿命，特别是对于平时不怎么运动的人，只要多运动一下，就能给健康带来益处。虽然要达到运动指南中的运动量会有些困难，但可以从尝试每天增加步数开始。这样不仅能够缓解压力，还能让你感受到体质的改善。我相信，这可以成为坚持运动的好契机。

> 行走步数越多的人死亡率越低，但如果每天行走超过 12 000 步的话，死亡率就不会继续下降了。

> 日本人平均每天走 6 000 步左右，如果再多走一些，就有可能带来更显著的健康益处。

> 每天跑步 1 小时可以延长 7 小时的寿命。

> 平常运动量为 0 的人在增加运动量后，能获得很大的健康益处。

第四章

減肥

## 先要管住嘴，再谈迈开腿

肥胖会增加患 2 型糖尿病、脑卒中、心肌梗死和癌症等疾病的风险。你可能听说过 BMI（体重指数）这个术语，它的计算方法是体重数据除以身高数据的平方，该指标被广泛用于评估人体是否肥胖或体重过低。世界卫生组织（WHO）将 BMI 大于或等于 25 千克每平方米但小于 30 千克每平方米定义为"超重"，将 BMI 大于或等于 30 千克每平方米定义为"肥胖"。而日本肥胖协会将肥胖定义为 BMI 大于或等于 25 千克每平方米。

例如，一名男性身高 1.7 米（m），体重 75 千克（kg），则他的 BMI 为 25.95 [ 75 kg ÷（1.7 m × 1.7 m）]，表示

他的体重属于"超重"范围。

虽然过瘦会增加患病风险，但肥胖是众多疾病的源头。减肥不仅可以使你变得更加美丽，改善你的外在形象，更重要的是，还对你的健康有着至关重要的影响。

打开电视，人们会被各种"减肥方法"的信息所淹没；走进书店，"如何有效瘦身"的秘诀书籍堆积如山。其中既有基于科学理论的书籍，也有作者根据自身经验撰写的书籍，不知道别人实践了会不会获得相同的效果，还有一些完全不包含瘦身要素、胡编乱造的书籍，可谓鱼龙混杂。无效的减肥法不仅浪费金钱和精力，更糟糕的是，如果方法不当，还有可能会损害你的健康。要想有效减肥，关键在于辨别哪些方法是正确的，哪些方法是错误的。

在浏览书店里出售的减肥书籍时，我发现其中很多书籍都声称：①自己采用了创新的方法；②能够帮助读者轻松减肥。恐怕是因为这样更具有话题性，让书卖得更好吧。然而，根据减肥的基本原理，只有当消耗的热量多于摄入的热量时，才会减轻体重。这是一个非常简单的"减法"原理。如果真的想减肥，应该学习如何有效地减少热量的摄入或增加热量的消耗。这似乎是理所当然的，但如果有一本书的书名是《如果你想减肥就减少摄取的热量》，也许根本不会有人愿意拿起来看。讽刺的是，内容正确的书籍往往销量不佳，而那些新颖、有话题性的书籍即使内容不正确也能卖得很好。

总而言之，如果你的目标是减肥，那么最有效的方法就是改变饮食习惯，相比之下，运动带来的效果较小。

## "让人变瘦的食物"大公开

你应该听说过，减肥的关键在于减少热量的摄入，或者增加热量的消耗。我希望你能深入思考一下这个问题。如果体重的增加或减少真的只取决于热量的摄入，那么在理论上，无论是摄入100千卡的草莓蛋糕还是蔬菜沙拉，对体重的影响应该都是相同的。实际上，我们知道这两者对体重的影响是有区别的。单纯依靠计算热量来减肥是不准确的，因为即使热量和含糖量相同，它们对体重的影响也可能会有所不同。

以下是哈佛大学公共卫生研究生学院研究小组进行的两项研究。

第一项研究是针对约 12 万名美国人进行长达 12~20 年的追踪，旨在评估饮食变化与体重变化之间的关系。研究人员每四年收集一次数据，分析饮食变化量（即四年内饮食增加或减少的程度）与体重变化（同期体重的变化量）之间的关系。结果如图 4-1 所示，薯条和薯片的摄入量越多，体重增加得越多；而酸奶和坚果的摄入量越大，体重则减少得越多。

有趣的是，一些相似的食物对体重的影响截然相反，这主要取决于它们的加工方式。例如，摄入大量"白色（精制）碳水化合物"，如面包、意大利面和白米饭，人的体重往往会增加。而摄入大量"褐色（非精制）碳水化合物"，如全麦粉、糙米、燕麦，人的体重就容易减轻。同样，那些经常饮用 100% 纯果汁的人更容易增加体重，而食用（未加工的）水果的人更有可能减轻体重。人们普遍认为吃坚果容易发胖，其实多摄入坚果有助于减重。最近在日本被认为不会导致体重增加的红肉（牛肉和猪肉），实际上在摄入量过多时也会增加体重。

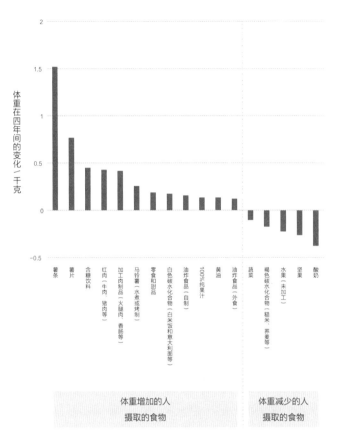

图 4-1　饮食内容的变化与体重变化的关系

数据来源：由笔者根据达里乌什·莫扎法利安的研究（2011）制作。

## 注意！这些蔬菜和水果可能并不健康

第二项研究是由同一个研究小组开展的，他们对美国约 13 万人进行了追踪调查，旨在研究摄取不同种类的蔬菜和水果对体重带来的影响。与先前提到的整体饮食评估研究相比，此项研究更详细地分析了蔬菜和水果的摄入情况。结果表明，不同种类的蔬菜和水果对体重的影响各不相同，如图 4-2 所示。

研究发现，摄入马铃薯、玉米、豌豆等淀粉含量较高的蔬菜的人有肥胖的倾向。在蔬菜中，食物纤维丰富、血糖负荷低（血糖指数，即 GI 值和食物所含碳水化合物的比例相乘计算出的指标，最近被认为是比 GI 值更准确的指标）的食物则有助于人们变瘦。具体地说，瘦人常吃的水果有蓝莓、西梅、苹果、梨、草莓等。而在蔬菜方面，摄入大豆、花椰菜、西葫芦、豆角、青椒、西蓝花等也容易变瘦。

这些研究毕竟只是研究，是追踪有某种饮食习惯的人，再评价那个人的体重发生了怎样的变化。除了总摄入热量，还会将运动量、一天中坐着的时间和看电视的时间、吸烟习惯和睡眠时间等其他生活习惯带来的影

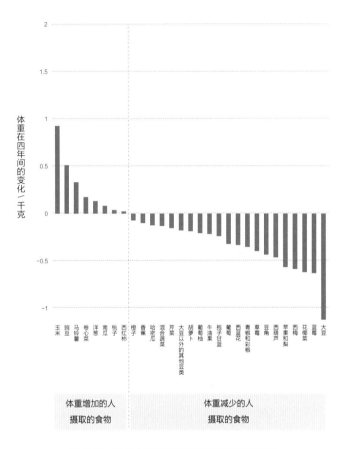

图 4-2　饮食内容的变化与体重变化的关系
（针对摄取的蔬菜和水果）

数据来源：由笔者根据莫尼卡·L·贝尔托亚的研究（2015）制作。

响用统计学的方法进行剔除。也就是说，这项研究对比了具有相同生活习惯但饮食方式不同的人。至于第二项有关蔬菜、水果与体重变化的研究，也根据统计学的方法剔除了与饮食相关的其他因素（即蔬菜和水果以外的饮食内容）造成的影响。但是，在第二项研究中，由于蔬菜和水果的种类不同，热量也会有所不同，因此研究人员并未剔除总摄入热量的影响。尽管使用了如此先进的统计方法，遗憾的是，这些研究并不完美。过着健康饮食生活的人与过着不健康饮食生活的人之间，除了运动习惯和吸烟等可以被研究人员作为数据收集的因素以外，还存在其他因素（如最基本的健康意识等），这些因素造成的差异，很难使用统计学方法 100% 剔除。这意味着，这些研究无法确切地说明其因果关系。

即便如此，我们仍然可以通过观察胖人或瘦人的饮食习惯来获取许多参考信息。在饮食方面可能存在个体差异，我们可以尝试改变自己的饮食内容，看看它对体重有何影响。

顺带一提，这两项研究的研究对象并不是普通市民，而是护士和医生群体。这并非表示研究人员只对医疗从业人员感兴趣，而是因为这样的研究需要进行长期的实验，需要选择那些愿意长期提供数据的人作为研究对象。医疗从业人员认同研究的意义，并具备医学常识，是能够正确理解研究内容、认真且长期提供数据的人群。这也是选择他们作为研究对象的原因之一。

## 控糖，断糖？
## 极端减肥法是在透支自己的健康

关于近期备受热议的"控糖减肥法"，效果如何？

这种减肥法在日本颇为流行，但我不建议大家去尝试。尽管它有可能让你在短期内达到减重的目标，但研究报告显示，这样的饮食方法可能会增加死亡率，对健康造成潜在的危害。限制糖分的摄入确实能在短时间内让你感觉到体重减轻，腰围变小，但是要长期坚持下去非常困难，难以坚持超过六个月。

通过对碳水化合物的研究，我想说明其中的一些重要信息。

米饭、面包、面条等碳水化合物是饮食中重要的组成部分。尽管我们常常认为这些碳水化合物对身体有害，甚至把它们视为肥胖的罪魁祸首，但这种观念其实是有问题的。最新的科学研究表明，如果我们善于选择碳水化合物，将它们转化为"靠山"，那么我们就不必再忍受空腹带来的压力，同时也能保持健康，实现减肥目标。

正如第二章所阐述的，碳水化合物可分为两类：精制的白色碳水化合物，如白米饭和小麦粉，以及非精制的褐色碳水化合物，如糙米、全麦粉和荞麦。这两种碳水化合物对健康的影响截然不同。过多摄入白色碳水化合物可能会增加患糖尿病的风险，而褐色碳水化合物能降低患糖尿病的风险，同时也能降低患大肠癌的风险和死亡率。我认为，这可能是由于褐色碳水化合物所含的不可溶性膳食纤维和其他营养素对身体有益处。

一项研究评价了碳水化合物的摄入量与死亡率之间的关系，结果发现，这种关系呈 U 型曲线，即过多或过少地摄入碳水化合物都有可能对健康不利，如图 4-3 所示。

该研究还发现，动物性蛋白和动物性油脂摄入过多的人，通过限制糖分摄入来减肥的话，全因死亡率、因心肌梗死而死亡的风险以及引发糖尿病并发症的风险较高。相反地，植物性蛋白和植物性油脂摄入较多的人，通过限制糖分摄入来减肥，全因死亡率、因心肌梗死而

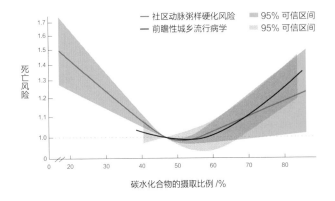

图 4-3　碳水化合物的摄取比例与死亡风险的关系

数据来源：由笔者根据萨拉·B·塞德尔曼的研究（2018）制作。

死亡的风险以及引发糖尿病并发症的风险则偏低。

　　不吃东西会有饥饿感，只靠减少饮食来减肥是十分困难的。当减少某种食物的摄入量时，人们就会倾向于通过吃其他食物来填补饥饿。采用控糖减肥法的人群中，大多数会通过增加肉等蛋白质的摄入来获得饱腹感，但过多地食用肉类会增加患大肠癌等疾病的风险。减少富含不可溶性膳食纤维的褐色碳水化合物的摄入量也会增加大肠癌的患病风险。为了身材苗条，即使大肠癌的患病风险上升也在所不惜的人还是少数。人们更希望通过一种双赢的方法来实现减肥的目的，同时不会增加患病的风险。

这时，褐色碳水化合物开始发挥作用。研究表明，将白色碳水化合物替换为褐色碳水化合物不仅对健康有益，而且有助于减肥。

由于限制糖分的摄入容易使人在短时间内感到体重减轻，因此该方法被广大人群相信和接受。然而，很少有人真正了解控糖减肥法的减重效果只是暂时的，想要长期维持非常困难。

有研究将控制碳水化合物摄入的控糖减肥法与控制油脂摄入的低脂减肥法进行了比较，如图 4-4。在短期（六个月）追踪中，控糖减肥法似乎略胜一筹。然而，一年之后，两个小组之间的差异几乎消失了，如图 4-5。

仔细观察图 4-5 中的数据变化，我们可以发现，一年后，两个小组中约有 40% 的人因无法坚持，放弃了这种饮食方式。这说明，控糖减肥法是难以长期坚持的饮食方式。

控糖减肥法相比于低脂减肥法，其不良反应更为显著，如表 4-1 所示。由于不可溶性膳食纤维摄入量减少，约 68% 的人可能出现便秘症状，60% 的人可能经

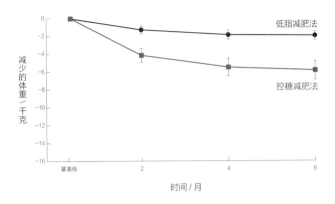

**图 4-4 控糖减肥法在短期内对减重有效**

数据来源：由笔者根据弗雷德里克·F·萨马哈的研究（2003）制作。

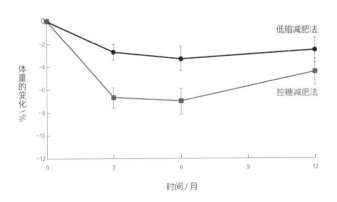

**图 4-5 控糖减肥法的效果并不持久**

数据来源：由笔者根据加里·D·福斯特的研究（2003）制作。

表 4-1　控糖减肥法相比于低脂减肥法，其不良反应发生率更高

| 不良反应 | 控糖减肥法 | 低脂减肥法 | P 值 |
|---|---|---|---|
| 便秘 | 68% | 35% | 0.001 |
| 腹泻 | 23% | 7% | 0.020 |
| 头痛 | 60% | 40% | 0.030 |
| 口臭 | 38% | 8% | 0.001 |
| 抽筋 | 35% | 7% | 0.001 |
| 肌肉无力 | 25% | 8% | 0.010 |
| 发疹 | 13% | 0% | 0.006 |

数据来源：由笔者根据小威廉·塞缪尔·扬西的研究（2004）制作。

历头痛问题。因此，从医学的角度来看，不推荐采用此类减肥法。

## 主食换成它就能瘦：糙米的神奇功效

多项研究结果显示，糙米具有多种益处。

一项在印度进行的被试数较少的实验显示，将白米替换为糙米后，参与者的血糖值降低了约20%。因此，

糙米被认为可以降低患糖尿病的风险，并能通过减缓血糖的上升速度帮助减肥。另一项在韩国进行的实验发现，摄取糙米的外壳（实际上是酒糟）可以帮助减小腰围。

而在日本进行的一项实验发现，**将摄取的白米替换为糙米，不仅可以减少血糖值和胰岛素的分泌，还可以改善血管内皮的状态**[1]。

改变饮食习惯是一项艰巨的任务，如果只是将日常食用的白米替换为糙米，也许大部分人就会觉得容易实施了。对于那些觉得全面转向健康饮食困难的人来说，可以先尝试把一天中的一餐替换为糙米。这么做不需要挨饿，更有助于长期坚持。通过这种方法，你会在短期内感受到腰围变小、排便顺畅。长期坚持下去，将会降低糖尿病、脑梗死和大肠癌的患病风险（虽然这是肉眼看不到的变化，但风险确实会降低）。对于**觉得糙米口感不佳的人，我推荐吃经过发酵的"隔夜糙米"**。

有些人可能听说过"未发芽的糙米（其中含有植酸和脱落酸）有毒，对身体不好"。这种说法其实缺乏科学依据。在动物实验阶段，有报告称脱落酸可能对健康产生不良影响，然而，这仅仅是传言。也有研究结果表明，口服从水果中提取的脱落酸可以改善高血糖和高胰岛素血症，脱落酸可能对健康有益。目前也有进一步的研究以验证其效果。

有人担心糙米中含有砷，确实，糙米中砷的含量比白米高。但一项报告表示，可以将糙米放入煮沸的水中浸泡五分钟，然后换新的水煮饭，这样能有效去除糙米中的砷。通过这个方法，可以不必担心砷含量的问题，同时也能降低患糖尿病和大肠癌的风险。

## 有效运动还是无效运动

运动对减肥的效果究竟有多大呢？我想，在众多读者中，应该有人不希望通过挨饿或者改变饮食习惯来减肥，而是希望通过增加运动量来实现减肥目的。然而，我们必须认识到，如果只依靠运动而不控制饮食，要减轻体重是非常困难的。

一项综合了 80 项研究结果并对其进行了深度评价的报告表明，只控制饮食和同时控制饮食及运动这两种方式都有助于减轻体重。只运动却不限制饮食则几乎不会带来明显的减重效果，具体如图 4-6 所示。

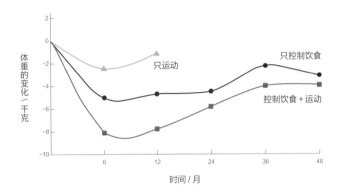

图 4-6　减肥的方式与体重变化的对比

数据来源：由笔者根据玛丽恩·J·弗朗茨的研究（2007）制作。

为什么仅仅依靠运动来减肥的效果并不明显呢？

医学界一直认为，体重的增加或减少主要取决于热量的摄入和消耗。1 千克脂肪大约含有 9 000 千卡的热量，而脂肪细胞中 80% 是脂肪，其余 20% 则是水分和其他物质。由此可以得出，要减轻 1 千克的体重需要消耗 7 200 千卡的热量。

实际上，人体消耗的热量主要是基础代谢（为了维持生命活动而消耗的热量，即使什么都不做也会消耗）和与饮食相关的代谢（在饮食过程中的咀嚼、消化和吸收所消耗的热量），而运动所消耗的热量只能占整体的10%~30%。人类所摄取的热量都是通过口腔进入体内的，这意味着我们可以自己控制摄入量，但消耗的热量只能控制10%~30%。

许多人在一天中会坐很长时间，所以他们消耗的热量相对较少。人们普遍认为增加身体活动量可以消耗更多的热量，这样的想法也许并不准确。一项针对坦桑尼亚中北部原住民哈扎族人的身体代谢程度的研究表明，哈扎族人和欧美人在热量的消耗上并没有什么区别。但是，由于该狩猎采集民族的日常运动量较大，所以外界的人都以为他们消耗的热量会更多。实际上，基础代谢是消耗热量的大头，即使增加运动量，整体热量的消耗可能也不会增加太多。

虽然从理论上说，当人因为运动而加大消耗热量时，摄取的热量不再增加就会瘦下来，但实际上，两者之间是互相影响的。人们在运动过后通常会有饥饿感，从而增加饮食的摄入，也有可能会增加热量的摄入。并且，运动后，人们可能会增加躺卧休息的时间以恢复体力，导致日常活动量减少。

当身体通过运动降低基础代谢率后，为了防止能量损耗，身体会启动一种自然停滞机制。就像原始人常常面临饥饿的威胁，人类在历史长河中，热量的摄入长期不足，直到如今，我们才迎来饱腹的时代，摄入的热量开始高于消耗的热量。如果无法长期维持热量的平衡，将会对生命构成威胁。因此，人体会自然地降低基础代谢率以保持热量的平衡。

只依靠运动，不控制饮食，能否实现减肥目标呢？答案并非绝对，**单纯依靠运动需要相当大的运动量才能达到减肥效果**。举例说明，一项以 52 名肥胖男性为研究对象的研究表示，只进行运动的小组和控制饮食（热量）的小组在减重效果上具有同等有效性。在这个研究里，只进行运动的小组每天进行约 60 分钟（消耗 700 千卡）的运动，这是比一般推荐的每周 150 分钟的运动量还要大的运动量（关于能维持身体健康的推荐运动量，请参考第三章）。

相似的研究结果有很多，在充分考虑各种相关研究报告的结果后，美国运动医学会（ACSM）和美国糖尿病学会（ADA）发表了联合声明，强调："如果想要通过运动来达到减重的目标，可能需要每天进行长达 60 分钟以上的运动。"

众多研究结果发现，减肥成功后，仍然需要相当大的运动量来维持已经减轻的体重。具体地说，每减轻 1 千克的体重，每天需要能消耗 11~12 千卡的运动量来维持减肥效果。

不同类型的运动对体重的影响存在着差异。一项比较有氧运动和无氧运动的研究结果显示，进行有氧运动的小组在八个月后，体重明显下降了。同时进行有氧运动和无氧运动的小组的体重与仅进行有氧运动的小组无明显差异，他们的体重只减轻了一点。该研究结果同时体现了只靠运动来减肥的困难。

虽然体重没有减轻，但通过运动增加肌肉量等方式可以使你缩减腰围，在视觉上显得更加苗条。此外，如第三章所介绍的，运动对健康有益，可以降低死亡的概率，使你变得长寿。

综上所述，运动带来的益处多多，我们应该积极地将其融入日常生活中。虽然从减重的角度来看，运动的效果可能有限，但这并不影响其重要性。即使体重没有明显下降，也不能因此而放弃运动，因为运动可以为我们带来各种各样的健康益处，使我们的人生变得更加美好。

**小结**

> 热量里的"质"比"量"更重要。

> 控糖减肥法不仅会对身体造成负面影响，还
有可能带来较高的体重反弹风险。

> 虽然运动对于减肥的效果具有一定的局限性，
但它对于促进身体健康具有至关重要的意义。

1 在此研究中，我们采用了交叉设计的随机对照试验（RCT）。这种研究方法会在中途交换干预组和对照组的成员，使两组数据相结合，以观察健康数据是否出现相应的逆转变化。通常，随机对照试验是对不同的群体进行比较，而交叉设计则是对同一参与者"吃白米和吃糙米的情况"进行比较。这种研究方法可以正确地评价因果效果。

第五章

∨∨

酒·香烟

# 酒

## 酒是一把"双刃剑"

很多人会将饮酒视为人生乐趣，借此舒缓压力，享受片刻的欢愉，或是与亲密的朋友们共度欢乐时光。然而，某些职业人士出于工作原因，每晚都要和同事、客户共饮，以维系业务关系。也许，他们心中都有一个挥之不去的疑虑："饮酒是否真的对身体有害？"

酒，也就是我们所说的酒精，有观点认为它对健康有害，也有观点认为少量饮酒对健康有益，许多人对此感到困惑不已。人们会感到困惑也是情有可原的。从多项研究结果来看，目前可以得出两种结论，由于其中的意义截然相反，导致结论并不明确。一方面，有研究结果表明，大量饮酒会增加患脑梗死和心肌梗死等由于动脉硬化导致血管堵塞而引发的疾病的风险，少量饮酒则可以降低患上这些疾病的风险。另一方面，有研究结果表明，即使少量饮酒，也会导致患癌症的风险增加（饮酒越多，风险越高）。因为疾病的种类不同，饮酒造成的影响也不同，所以有"少量饮酒是可以的"和"即使少量饮酒也对健康有害"这两种相互矛盾的观点存在。

接下来，我们将更详细地探讨关于酒精的已知信息。

## "饮酒降低患心脑血管疾病的风险"
## 是伪科学吗？

适量摄入酒精被认为对健康有益，这一观点其实与法国人饮食习惯中的某种现象有关。长久以来，人们普遍认识到摄入过多脂肪和吸烟是引发动脉硬化，导致脑梗死和心肌梗死的重要风险因素。在法国，尽管人们大量摄取高脂肪食物，如黄油等，同时吸烟率也较高，比起邻国，因心肌梗死而死亡的人数却相对较少，这一现象被称为"French Paradox"（法国悖论）。有人认为，法国人日常对红酒的摄入量较高，这可能是对健康有益的一个因素，因此形成了"红酒对健康有益"这样的说法。

随后，多项研究报告指出，适量饮酒有可能降低因动脉硬化致死的概率，因此，"适量饮酒对健康有益"的观点开始被人们接受。例如，2018年一篇发表在世界级权威医学杂志《柳叶刀》（*The Lancet*）上的论文，整合分析了83项研究的结果，结果显示，若每周的饮酒量不超过100克，不会增加因脑梗死和心肌梗死而死亡的风险。

虽然有些偏离话题，但需要注意，究竟是酒精降低了患脑梗死和心肌梗死的风险（因果关系），还是仅仅因为饮酒的人自身患脑梗死和心肌梗死的风险较低（相关关系）？关于这一点，还没有得出明确的结论。根据遗传基因的不同，有的人可以饮酒，也有的人饮酒后会立刻脸红不适，导致不能饮酒，其饮酒量自然就会少一些。如果具有酒精耐受基因的人本身患脑梗死和心肌梗死的风险较低的话，那么少量饮酒的人患以上提到的疾病的风险可能也偏低。

让我们回到正题。少量饮酒不会增加患脑梗死和心肌梗死的风险，一些研究结果显示，甚至可以说对健康有益。那么，酒精对其他疾病有什么样的影响呢？

## 一滴都不行：饮酒会导致患癌风险上升

事实上，即使是少量的酒精也有可能增加患癌症（尤其是乳腺癌）的风险。也就是说，少量酒精对身体是否有益，取决于对动脉硬化的影响和对癌症的影响之间的权衡。2018 年，一篇发表在《柳叶刀》上的论文综合评估了两者对健康的影响。

该论文整合了全球 195 个国家进行的 592 项大规模研究，涵盖了酒精对心肌梗死和乳腺癌等 23 项健康指标的影响，以得出一个全面的评价。

如果只粗略看待图 5-1 所示的情况，一些读者可能会觉得每天喝一杯酒几乎不会增加患病风险。顺带一提，这里的"一杯"换算成纯酒精是 10 克，相当于一

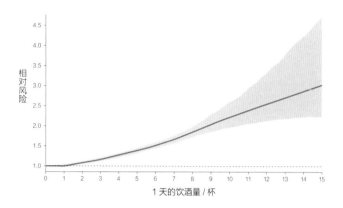

图 5-1　酒精的摄入量与患酒精相关疾病的风险关系

数据来源：由笔者根据全球疾病负担（Global Burden of Disease，GBD）2016 酒精合作研究组的研究（2018）制作。

注：1 杯＝ 10 克纯酒精量。

玻璃杯红酒或啤酒。

据论文所述，关于最小化健康风险的饮酒量数值，最可信的是 0 杯，95% 可信的是在 0~0.8 杯间的某个数值。许多人接受这一结论，主张"最佳饮酒量为 0"，我个人认为把这个结论理解为"只喝一杯酒，不会增加患酒精相关疾病的风险"或许更好。

图 5-2 所示，分不同疾病观察的话，我们可以发现，在心肌梗死方面，少量饮酒的人，患病风险更低

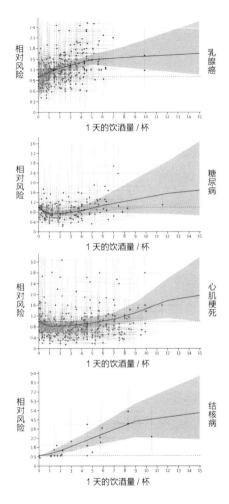

图 5-2　酒精的摄入量与患各种疾病的风险关系（女性）

数据来源：由笔者根据全球疾病负担（Global Burden of Disease，GBD）2016 酒精合作研究组的研究（2018）制作。

注：1 杯＝10 克纯酒精量。

（男性 0.83 杯 / 日的饮酒量和女性 0.92 杯 / 日的饮酒量是患病风险最低的）。一旦超过这个阈值，我们便可以清楚地看到风险的上升。

另外，少量饮酒会导致女性患乳腺癌和结核病、男性患口腔癌和结核病的风险增加。也就是说，每天饮用少量的酒，虽然不会增加患心肌梗死和脑梗死的风险，但是会提高患乳腺癌和结核病等其他疾病的风险（还有可能导致交通事故和外伤风险提高）。两者之间带来的影响相互抵消，整体上的疾病风险保持不变。

## 根据自身遗传风险决定喝还是不喝

看到这个结果，我们该如何调整生活习惯才能更好地保持健康呢？个人认为，我们需要综合考虑自身各项患病风险来做决定。对于那些没有近亲患癌症、从遗传角度来看患癌风险较低的人，每天适量饮用 1~2 杯酒没什么问题。这样的话，有的人就能多一点生活乐趣，同时不会增加患心肌梗死和脑梗死的风险。

另外，对于那些具有癌症家族史或其他高风险因素的人，建议将酒精的摄入量降至最低。研究结果显示，饮酒量为0的前提下，患癌症的风险才是最低的。当然，对于那些非常喜欢喝酒的人来说，戒酒可能会使他们的生活变得乏味无趣。如果没有医生严令禁止的话，他们可能并不需要完全戒酒，只是应该尽量控制自己的饮酒量。毕竟饮酒量越少，患癌症的风险就会越低。

> 适量饮酒不会增加患脑梗死和心肌梗死的风险。

> 即使少量饮酒，患癌症的风险也可能随之增加。

> 在评估自己的饮酒量时，应该充分考虑家族病史和自身的遗传风险。

# 香烟

## 香烟是多种有害物质的结合体

香烟对身体有害，这一点大家都心知肚明。包括日本在内的许多国家都会在烟盒上印制警示语。例如，日本的烟盒上明确带有以下警告："会有导致动脉硬化和形成血栓的倾向，会增加患心肌梗死等缺血性心脏疾病和脑卒中的风险""会增加罹患肺癌等多种癌症的风险""孕期吸烟会导致胎儿发育不良、早产、出生体重过轻和婴儿猝死综合征的风险上升"。

正如第二章中所述，由国际癌症研究机构（IARC）

发布的致癌风险清单中，香烟被分为第 1 类，即有致癌性的物质。

有些人可能在网络或杂志上看到过这样的说法："尽管日本的吸烟率在下降，但是肺癌的死亡率仍在上升。所以，'吸烟会诱发肺癌'是谎言。"

确实，因为日本的吸烟率在下降，而肺癌的死亡率上升了，这会让人觉得吸烟与肺癌无关，如图 5–3A 所示。然而，这是一个误会。日本人口老龄化严重，这在一定程度上导致了肺癌死亡率的上升。为了排除人口老龄化的影响，我们需要采取一种调整年龄结构的方法，即"年龄调整死亡率"，如图 5–3B 所示。

可以看出，随着吸烟率的降低，肺癌的年龄调整死亡率在 1996 年达到顶峰后开始逐年下降（吸烟并不意味着会立即患上肺癌，从开始吸烟到肺癌发病存在约 30 年的滞后性）。

那些利用"会造成误解的图表"来主张"吸烟与肺癌无关"的人，简直是谬论连篇，无据可依。

全球范围内有大量研究证明，吸烟会导致患肺癌和慢性阻塞性肺疾病（COPD）的风险增加。在众多有害物质中，香烟是被研究得最为透彻的物质之一，它与损

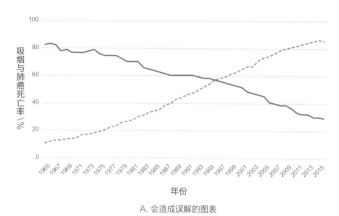

A. 会造成误解的图表

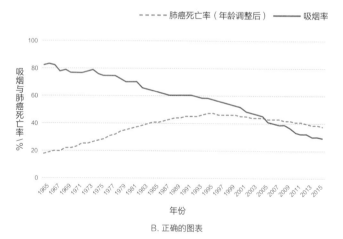

B. 正确的图表

**图 5-3　吸烟率与肺癌死亡率（日本男性）**

数据来源：日本国立癌症研究中心·癌症防治信息中心·JT 全国吸烟率调查。

害健康之间的因果关系已经得到充分的证实。因此，主动吸烟对健康有害的结论是毋庸置疑的。

## 隐形杀手：被动吸烟的危害

那么，被动吸烟的境况如何呢？为了防止被动吸烟，日本于 2020 年 4 月 1 日起开始全面实施《健康增进法修正案》。学校、行政机关、医院等场所禁止吸烟，并且餐饮店和办公室等室内场所原则上也必须禁烟。

该项法律修改的起源可以追溯到 2017 年，时任厚生劳动大臣的盐崎恭久提出了一项旨在加强被动吸烟管控的法案。该法案规定，除室内建筑面积 30 平方米以下的酒吧、小吃店等场所外，其他所有餐饮店均禁止吸烟（但允许在安装了除烟装置的专用吸烟室内吸烟）。然而，与其他发达国家相比，日本在防止被动吸烟的政策上仍然远远落后。正因如此，日本希望以 2020 年在东京举办的奥运会和残奥会作为契机，尽快弥补这一差距。

遗憾的是，该法案推出后即遭到了以烟草行业为首的既得利益群体的抵制，并被迫做出了调整和妥协。尤其是自民党的约 260 名国会议员共同参与的 "自民党烟草议会联盟" 表示强烈反对。由于这些反对力量的影响，法案中增加了许多额外的规定，导致整体约束力大打折扣。

2018 年 6 月 27 日，东京都议会通过了《被动吸烟防止条例案》。该条例规定，无论店铺面积大小，有工作人员在场的餐饮店原则上都应全面禁烟。与国家规定相比，东京都的新条例更为严格，也更符合世界各国广泛执行的标准。该条例和《健康增进法修正案》的实施，预计可以推动东京都 84% 的餐饮店实行室内禁烟。

不过，条例中也存在 "雪茄吧等一些以吸烟为主要目的的酒吧、小吃店内可以吸烟" 的额外规定。有些普通的居酒屋和咖啡馆认为自己符合额外规定，可以在室内吸烟，这显然是不合规的。希望这些商家能在遵守法律法规的基础上经营店铺。

设下该条例的目标不仅是为了防止人们被动吸烟，还希望通过难以吸烟来促使吸烟者戒烟。这是一项旨在保护全体人民免受香烟危害的法律。

你是否听说过 "被动吸烟的危害并未得到证实" 这样的说法呢？部分烟草公司在竭力主张这一观点。

然而，这是一个彻头彻尾的谎言。

关于卷烟（卷纸香烟）的被动吸烟对健康的危害，已经有了充分的科学证明。根据 2006 年美国公共卫生局局长（美国公共卫生领域的最高负责人）的报告说明，卷烟的被动吸烟会导致患肺癌的风险上升 20%~30%。此外，还有报告指出，卷烟的被动吸烟与患心肌梗死、脑卒中、婴儿猝死综合征以及哮喘有关。

另外，根据日本国立癌症研究中心发布的研究报告，我们可以推算出日本每年大约有 1.5 万人因被动吸烟而死亡。这个数字不包括主动吸烟者，仅统计那些因周围有人吸烟，被动吸入香烟烟雾导致死亡的人数。在世界范围内，每年大约有 60 万人因被动吸烟而死亡，由此可以推断，日本的被动吸烟死亡人数是相对准确的。

一篇整合了多项研究报告的论文指出，被动吸烟将导致患肺癌的风险上升 30%，该论文也是日本推算值的依据之一。它汇总了九项以日本人为研究对象的研究成果[1]，得出了被动吸烟与增加患肺癌的风险之间存在明确关联的结论。

另外，如图 5-4 所示，因被动吸烟导致的年间死亡人数推算值中，肺癌患者有 2 484 人，缺血性心脏病有

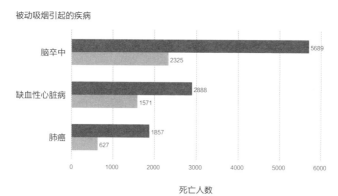

被动吸烟引起的疾病

■ 女性　■ 男性

脑卒中　5689　2325

缺血性心脏病　2888　1571

肺癌　1857　627

0　1000　2000　3000　4000　5000　6000

死亡人数

图 5-4　日本每年因被动吸烟导致的死亡人数

数据来源：厚生劳动省科学研究费补助金·疾病与残疾对策研究领域·循环器官疾病、糖尿病等生活习惯病综合研究项目《关于香烟政策对健康及经济的影响，综合评价研究》平成 27 年度报告书。

4 459 人，脑卒中患者有 8 014 人，另外再加上婴儿猝死综合征患者 73 人，总计约为 1.5 万人。

## 加热式电子烟真的像宣传的那样无害吗？

虽然相关争议已经持续许久，但目前在日本，加热式电子烟还未像卷烟一样受到管制。由于加热式电子烟对健康的影响尚未得到充分的科学证实，因此人们在认可设立加热式电子烟专用吸烟区的基础上，也允许在室内使用。接下来，我们尝试从科学的角度出发，对这一观点进行验证。

这种被称为"科学依据"的思考方法在医疗领域的应用可以追溯到 20 世纪 90 年代。在此之前，医生的诊断和治疗方案主要依赖于个人经验，因为医生之间的水平参差不齐，导致很多患者无法获得最佳治疗。为了解决这个问题，人们开始利用研究结果和数据作为科学依据，以此为基础，医患双方协商决策的模式逐渐形成。这种做法被称为"循证医学（EBM）"。

在病症较为典型的前提下，运用循证医学做出诊断会相对简单点。综合考虑患者的经济水平和科学依据，提供对他们来说最佳的治疗方案就可以了。然而，有些时候，科学的依据尚不充分，患者的病情却刻不容缓。医生不能因为科学依据不充分而推卸责任，说"因为没有科学依据，所以我不清楚该怎么办"。即使存在不确定性，医生也可以向患者表示"现在没有充足的科学依据，我不能妄下定论，但是根据目前的状况综合判断，

应该是 ×× 问题"，并给出相比之下最合适的建议。

加热式电子烟是一个很好的例子，展示了在缺乏充分科学依据的前提下，我们应如何妥善做出判断。

让我们回顾一下全球烟草市场的现状，如图 5-5 所示。发展中国家的吸烟率不断攀升，而发达国家则呈现出下降的趋势。这意味着在发展中国家，卷烟的销量可能仍会增长；但在发达国家，卷烟销量增长的可能性不大。我猜测，发达国家正把加热式电子烟和雾化式电子烟这类所谓的"新型香烟"作为影响未来烟草行业销售

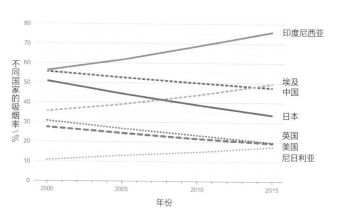

图 5-5　各国的吸烟率（男性）

数据来源：世界卫生组织（WHO）。

额的关键。

香烟烟雾中的尼古丁具有强依赖性，它本身并不具有致癌性，即使有，其致癌性也相对较弱（最近有研究表明，它有可能加快癌症病程的发展，并导致癌症更易复发）。香烟烟雾中含有的其他致癌物质是诱发肺癌的主要因素。对于烟草公司来说，如果既能增加香烟的销量，又能减少对消费者健康的损害，那销售致癌物含量更低的商品（只要确保尼古丁的含量就不会影响销售额）不失为一种合理的决策。于是，"新型香烟"应运而生。

如表 5-1 所示，"新型香烟"主要是指加热式电子烟和雾化式电子烟这两种。其中，雾化式电子烟通过加热烟液产生气溶胶（蒸气）来供人吸食。在日本，含尼古丁的电子烟烟液受法律管制，不可售卖，所以日本市场上售卖的电子烟只能使用不含尼古丁的烟液。但是，由于没有针对加热式电子烟的管理条例，所以目前它是可以正常售卖的（相关规定正在讨论中）。含有尼古丁的电子烟烟液被禁止销售，却不对加热烟草的电子烟进行管控，这看起来既奇怪又不合理——恐怕不止我一个人感到疑惑吧。

尽管前文提到被动吸食卷烟对健康的负面影响已经

表 5-1　卷纸香烟、加热式电子烟、雾化式电子烟的对比

| | | 与卷纸香烟相似度高 | 与卷纸香烟相似度低 |
|---|---|---|---|
| 类型 | 卷纸香烟 | 加热式电子烟 | 雾化式电子烟 |
| 商品名 | Seven Stars/MEVIUS/KENT/Marlboro 等品牌香烟 | IQOS/Ploom/Glo | VAPE/FLEVO |
| 原理 | 点燃烟丝，然后从另一端吸入烟雾 | 加热烟草，吸入其产生的气溶胶，或以气溶胶为媒介，吸入其中的烟草粉末 | 加热烟液（有的种类含有尼古丁，有的不含），吸入其产生的气溶胶 |
| 日本的销售限制条例 | 无 | 非限制对象，有关限制的规定正在讨论中 | 在日本，含有尼古丁的电子烟烟液属于未被《药机法》（日本关于医药品的管控法律）承认的医药品，已被禁止销售。因此，现在日本的市场只有不含尼古丁的电子烟在流通 |
| 被动吸烟（被动吸入）对健康的影响 | 经研究证实，被动吸食卷烟会增加患肺癌、心肌梗死、哮喘等疾病的风险 | 关于加热式电子烟对健康的影响，还没有充分的科学证明。由于它的性质介于传统卷烟和雾化式电子烟之间，所以有可能对健康造成影响<br><br>美国食品药品监督管理局（FDA）的咨询委员会认为，关于IQOS比传统卷烟对健康影响更小的观点缺乏科学依据，因此，禁止IQOS宣称自己比传统卷烟对健康的影响更小（2018年1月） | 元分析（Meta-analysis）的研究结果显示，被动吸食雾化式电子烟对健康具有不良影响<br><br>世界卫生组织（WHO）和美国医务总监已向公众发出警告，提醒人们注意被动吸食雾化式电子烟对健康的危害 |

有了充分的科学依据，但现在的重点在于加热式电子烟的被动吸烟对周围人群的健康会造成何种程度的影响。目前来看，该问题仍然缺乏科学依据，所以未能得出明确的结论。

2014 年，菲利普·莫里斯国际公司生产的 IQOS 电子烟上市（率先在日本名古屋进行试验性发售），时至今日，关于研究加热式电子烟的进展依旧缓慢，其中许多研究还是由烟草公司资助的，导致立场中立的研究只占了少数。这代表我们对于此类产品的了解还不够深入。

关于加热式电子烟的"被动吸烟"，目前还没有充分的科学依据，但关于"主动吸烟"的相关研究已渐渐呈现出一些科学依据。

例如，2017 年发表在美国权威医学杂志《美国医学会杂志·内科学》（*JAMA Internal Medicine*）上的一篇论文指出，IQOS 电子烟产生的蒸气中的甲醛含量是卷烟的 74%。众所周知，甲醛是一种致癌物质，而菲利普·莫里斯国际公司曾声称 IQOS 电子烟里的有害物质减少了 90%~95%。因此，2017 年那篇论文的研究结果让许多人大为震惊。

美国直到 2019 年才允许销售加热式电子烟。FDA（美国食品药品监督管理局，负责监督医药品、食品销售许可和取缔违禁品的行政机关）的咨询委员会曾在 2018 年 1 月表示，加热式电子烟比传统卷烟对健康影响更小的证据不足。因此，FDA 呼吁禁止加热式电子烟宣称自己比卷烟更健康。到 2019 年 4 月，FDA 才对加热式电子烟下发了销售许可，这一决定在美国引起了广泛关注和讨论。

由于加热式电子烟的被动吸烟既不可见又难以察觉，孕妇和孩子可能在不知不觉中被动吸入。本人建议，在加热式电子烟的被动吸入危害得到证实之前，就应将其纳入防止被动吸烟的条例中，并与卷烟采取相同的管控措施。

我并不是绝对的"反吸烟者"，我认为，在不给他人带来麻烦的前提下，吸烟者是可以吸烟的（当然，我也关心吸烟者的健康状况）。但被动吸烟确实是一个危害他人健康的问题（属于加害他人的行为），必须受到严格的管控。同时，我们也应该维护吸烟者在吸烟区吸烟的权利。如果吸烟者考虑到自身的健康，有心戒烟的话，为其提供戒烟援助（戒烟门诊费用补助等）也是有必要的。

最后，我想说，要是能够去除香烟烟雾（或吸烟产生的气溶胶）中的有害物质就再好不过了。如果能将除尼古丁以外的有害物质全部去掉，这样既能维持烟草公司的销售额，又能减少因主动吸烟和被动吸烟引起的健康问题。总之，我们的目标不是完全禁烟，而是尽量减少因吸烟导致健康受损的人数。

> 卷纸香烟对健康的危害毋庸置疑。

> 被动吸烟的危害相当于隐形杀手。

> 关于加热式电子烟的科学依据尚不明确，但
  由于其产生的气溶胶中含有有害物质，在证
  实其"无害"之前，有必要与卷烟采取相同
  的管控措施。

1 该研究中纳入了九项观察性研究。观察性研究是通过调查人们的生活方式，以评估他们在几年后患病的概率。由于那些保持健康生活方式的人与过着不健康生活的人在许多方面存在明显差异，所以很难简单地将这两组人群进行对比。为了解决这个问题，我们采用了统计学方法来消除不必要的干扰因素，从而对香烟与健康之间的关联进行细致的评估。然而，如"健康意识"等因素是无法通过数据来量化的，这会导致许多潜在的干扰因素无法消除，使评估两者之间的真正关系变得尤为困难。

第六章

沐浴

## 日本人爱泡澡的原因

　　日本人是出了名的爱泡澡。提到"沐浴"，许多欧美人想到的是淋浴，但大多数日本人首先想到的可能是悠闲地泡个澡，让身体暖和起来。如果仅仅是为了清洁身体，淋浴应该就够了。不过，似乎还有许多人认为通过泡澡来暖身有益健康。那么，泡澡和健康究竟有何关联呢？

　　在日本，许多住宅都配备了深至肩膀的浴缸，并且通常配有一个单独的清洁区域。对于日本人来说，这样的设施是司空见惯的。然而，如果你在出国旅行时遇到这样的设计，可能会感到新奇和惊讶。在美国，许多房子只有淋浴间，即使有浴缸，也只能浅浅地泡个半身浴。英国虽然使用较深的浴缸，但那里的花洒和浴缸通常是一体的，不会另外设计清洁身体的区域。英国和美国的浴缸都没有自动放水和自动加热的功能，只能靠自己手动放水和调整温度。同时，因为没有自动加热，水温会逐渐降低，所以不适合长时间泡澡。从这一点可以看出，日本的沐浴方式与其他国家很不一样。

从泡澡的频率来看，可以说日本人是数一数二的泡澡爱好者。相比之下，只有不到 30% 的欧美人每周泡澡 1 次以上，而日本人平均每周泡澡 5 次。约 75% 的日本人表示自己喜欢泡澡。当询问这些人喜欢泡澡的原因时，他们列举了许多——除了能让人神清气爽外，还可以消除疲劳、放松身心、促进睡眠等。这也说明了日本人泡澡不仅仅是为了清洁身体。

类似这种沐浴相关的思想在日本是近年才确立的。日本的泡澡文化可以追溯到公元 6 世纪，起源于佛教寺院为民众提供热水的善行。当时日本没有水管系统，水非常珍贵。那时候的"沐浴"是指用水蒸气温暖身体，用毛巾擦拭污垢，最后再用热水冲洗，类似现在的桑拿浴。这种沐浴方式在当时是一种奢侈的行为，武士和普通民众平时只能用冷水清洁身体，称为"行水"。

安土桃山时代末期，随着公共浴室的出现，泡澡开始以半身浴为主。到了江户时代初期，可以浸泡到肩膀深度的浴缸出现了。然而，直到日本进入战后经济高速发展期，普通民众才得以在家中享受泡澡的乐趣，不再像过去那样频繁出入公共浴室。

在西方古罗马时代，名为"thermae"的大型浴场十分繁华。这些浴场不仅提供蒸气浴，而且靠着罗马帝国高度发达的水管设备技术，还能提供储蓄热水的大浴缸。随着基督教文化在欧洲的扩张，该教主张不洗澡以示虔诚（另一种说法是认为在公共浴场洗澡有伤风化），渐渐地，人们就舍弃了泡澡这一习俗。之后在欧洲，淋浴成了人们清洁身体的主要方式。

## 泡澡可以降低患心脑血管疾病的风险

泡澡有益健康。益处之一是可以缓解身体疼痛。对于纤维肌痛综合征（身体各处出现大范围疼痛，身体僵硬、疲劳、失眠、头痛，感到抑郁等原因不明的疾病）

患者，已有研究证明泡澡可以缓解疼痛。而对于退行性关节炎的患者，研究也指出泡澡有可能改善疼痛。尽管这些研究的质量不高，但我认为，人们依然可以尝试通过泡澡来缓解各种类型的疼痛。

除此之外，泡澡还有其他益处。泡澡和蒸桑拿可以使血管扩张，从而降低血压。水压亦有助于促进血液循环。基于这些作用，有报告称泡澡可以降低患脑卒中和心肌梗死等心脑血管疾病的风险。2020年，日本的一项研究追踪了约3万名年龄在40~59岁的人，评估他们在1990—2009年期间的泡澡频率与脑卒中、心肌梗死发病率之间的关系。研究结果显示，相较于很少泡澡的人，经常泡澡的人患脑卒中和心肌梗死的概率更低，如图6-1所示。

## 让桑拿帮你"调理"身体状况

在日本，桑拿热潮已经风靡数年，人们将桑拿过程中感到特别舒适的状态称为"调理"。实际上，桑拿已经被证实具有"调理"身体状况的功效。

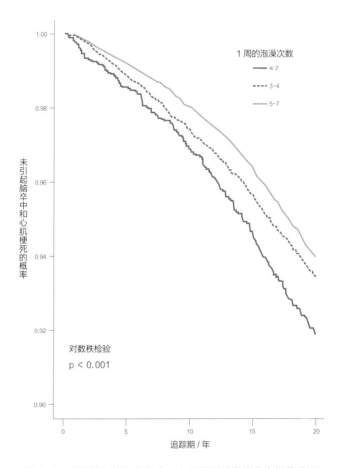

图 6-1　泡澡的次数与脑卒中、心肌梗死的发病率之间的关系

数据来源：由笔者根据宇井智彦的研究（2020）制作。

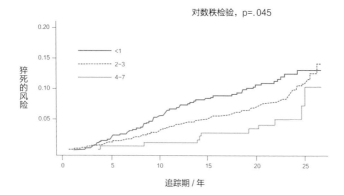

**图 6-2 平均每周进行桑拿浴的次数和因心脏疾病猝死之间的关系**

数据来源：由笔者根据贾里·安特罗·劳卡宁的研究（2018）制作。

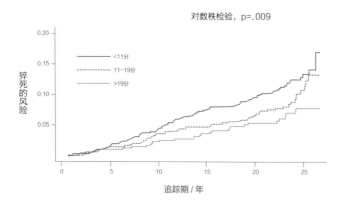

**图 6-3 桑拿浴的平均时长和因心脏疾病猝死之间的关系**

数据来源：由笔者根据贾里·安特罗·劳卡宁的研究（2018）制作。

芬兰人有着数千年的桑拿（干蒸桑拿）历史，他们平均每周会进行 2~3 次桑拿浴。2018 年发表的一篇总结了多项研究结果的论文指出，桑拿可以降低血压，降低患脑卒中和心肌梗死等疾病的风险，并降低因心脏疾病导致的猝死风险，如图 6-2 和图 6-3 所示。

论文还指出，这些效果可能来自桑拿让身体升温，给血管带来积极影响、改善胆固醇水平、抑制炎症等多个方面。桑拿还可以帮助人们放松身心，精神上的舒缓对健康也有好处。此外，有多项研究结果表明，桑拿可以缓解心力衰竭。

## 这类人，泡澡需谨慎！

虽然前文提到泡澡对健康有好处，但并不代表完全没有坏处。对于某些特定人群，如患有轻度高血压的人，泡澡通常是没问题的。如果是不稳定型心绞痛等心脏疾病患者或未得到有效控制的高血压等疾病患者去泡澡，就有可能面临疾病恶化的风险。对于老年人或低血压人群，泡澡有可能导致血压过低，增加晕倒的风险。

这类人群应避免接触过热的水温和长时间的泡澡。在自行决定泡澡方式之前，最好先咨询医生，以了解适合自己的泡澡方法。

此外，对于皮肤干燥瘙痒的人来说，如果长时间浸泡在过热的洗澡水中（特别是冬季），可能会导致症状恶化。那些习惯用毛巾大力搓洗皮肤的人也需要注意这一点。平时的话，只需用肥皂搓出泡泡，然后用手轻柔地清洗皮肤就能去除污垢了。要想避免皮肤干燥，建议使用温水泡澡，并在沐浴结束后进行充分的保湿护理。如果这些方法都没有效，可以考虑缩短泡澡时间或改为淋浴，以此改善皮肤状况。

处于怀孕初期的女性建议不要长时间浸泡在热水中。1992 年发表的一项追踪调查约 2.3 万名孕妇的报告称，经常泡热水澡的女性，生下的婴儿患神经管畸形（如无脑畸形和脊柱裂等因神经管缺陷引起的疾病）的风险比正常情况高出约 2.8 倍。同时，有其他研究表明，孕妇因感染性疾病引起的发热可能会增加胎儿发育不良的风险。由此可以推测，若女性在孕期体内温度过高，可能会对胎儿的健康造成不利影响。所以，在进入怀孕12 周的稳定期之前，孕妇应避免长时间泡在热水里，若仍选择泡澡，也应以温水为宜。温泉、公共浴室等大众浴场可能会在上述风险的基础上增加患传染病的风险，所以要尽量避免。

　　以上内容说明了泡澡对健康的影响。通常来说，因为它具有缓解压力、降低血压等效果而被推崇。但存在健康问题的人或孕妇等虚弱人群，应尽量避免接触过热的水温。最后，希望大家都能选择符合自身情况、健康的沐浴方式。

> 泡澡有缓解疼痛的效果。

> 泡澡可以降低患脑卒中和心肌梗死的风险。

> 泡澡对于不稳定型心绞痛等心脏疾病、未得
　到有效控制的高血压患者以及孕妇来说，需
　要格外注意。

第七章

压力

## 压力真的是万病之源吗？

压力是影响身体健康的重要因素之一。现代人面临着来自职场（人际关系、过度繁忙的工作等）和家庭（家庭内部不和、孩子升学、看护老人等）以及经济等方面的压力。尽管人们普遍默认压力对健康有害，但在医学界，针对压力与健康的关系，究竟研究到什么程度了呢？

"压力"一词源于物理学，意为由外部施加的力所引起的物质扭曲。1936 年，加拿大的内分泌学家汉斯·塞里提出了"压力学说"。从此，"压力"一词开始应用于医学领域。从医学的角度来说，由外部环境刺激引起的生理和心理反应被称为"应激反应"，而引发这种反应的原因被称为"压力源"。

当人们感受到压力时，身体会分泌肾上腺素、去甲肾上腺素等"应激激素"。这些激素会引起心跳加速、血压和血糖的上升。这种身体上的变化能让人在危急关头迅速做出反应，并从危险中逃脱。

在人类还属于野生动物时期，为了被天敌盯上时能迅速做出反应并逃走，出现应激状态这样的生理机制是合理的。但是，生活在现代社会中的人类很少会遇到危及生命的情况。现代人面临的压力，更多的是来自人际关系和日常烦恼等方面。这些压力通常不会直接威胁到我们的生命安全，所以，我们的身体没必要分泌那么多应激激素。人类作为野生动物时的生理机制残存至今，过多的应激激素会对我们的健康造成不良影响。

压力可能引发各种健康问题，包括自主神经系统紊乱、消化性溃疡、肠易激综合征、抑郁症、哮喘和头痛等。接下来，我将探讨由于压力引起的脑卒中、心肌梗死等血管堵塞疾病，以及癌症方面的问题。

## 压力会导致患脑卒中和心肌梗死
## 的风险上升

应激激素会导致血压上升，使血液更容易凝固。脑内血管堵塞或破裂可能会引起脑卒中，而心脏的血管堵塞有可能引发心肌梗死。

一项持续了约九年的追踪研究，对 73 424 名年龄在40~79 岁的日本人进行了调查。结果显示，自觉压力较大的人患脑卒中和心肌梗死的风险高于压力较低的人。尤其是女性，患脑卒中和心肌梗死的风险比低压力人群高 1.5 倍，死亡率则高出约 2 倍。相对而言，尽管男性在压力与这些疾病之间的关联性比女性要弱，但研究仍显示出，在感受到压力的情况下，男性患心肌梗死的风险有增高的趋势。另一项以日本男性为对象的研究发现，感受到压力的人更容易加剧动脉硬化的恶化。

此外，一份整合了 14 项研究的报告显示，感受到压力的人患脑卒中的概率比普通人高出约 33%。与之前的研究结果类似，相较于男性，女性在压力与脑卒中之间表现出更强的关联性。

综合以上的科学依据可以得出结论：越是感受到压

力的人，患脑卒中和心肌梗死的风险就越高。另外，在受到压力的影响时，女性的患病风险会更高。

## 压力与癌症的关系

社会上一直有关于"压力可能导致癌症发病率上升"的传闻。其中一种假设认为，应激激素有可能加快癌细胞的增殖和转移，长期压力过大可能导致免疫力下降，并且因压力引起的慢性炎症也可能让人更容易患癌症。也有说法认为，人在感受到压力时可能会更频繁地吸烟、喝酒，间接提高了患癌风险。

2013 年，来自英国医学会的医学杂志《英国医学杂志》发表了一份综合了多项研究成果的报告。该报告总结了 12 项来自欧洲地区的研究，对 116 056 名年龄在17~70 岁的男性及女性进行了约 12 年（中位数）的追踪调查，以评估工作压力大小与癌症发病风险之间的关系。追踪期间，合计 5 765 人患癌（其中大肠癌 522 例、肺癌 374 例、乳腺癌 1 010 例、前列腺癌 865 例）。分析结果显示，无论是哪种癌症，工作压力与患癌风险之间都没有明显关联。

在上述研究之后，还进行过几项小规模研究。

2016 年，一项研究针对 10.6 万名英国女性进行了调查，以验证压力与乳腺癌发病率之间的关系。该研究评估了来自家人和亲友的死亡、自身的疾病、受到伤害以及离婚等压力因素。结果显示，压力与乳腺癌之间的关系并不明确。

2017 年，加拿大的一项研究以 1 933 名被试者为对象，对职场压力水平与前列腺癌发病率之间的关联性进行了评估。结果显示，在年龄未满 65 岁的人群中，职场压力较高的男性，患前列腺癌的风险也会高一些。但对于年龄超过 65 岁的群体，两者间的关联性并未得到证实。由于职场压力高的人与职场压力低的人在各个方面都存在明显差异，目前尚不明确是压力本身的影响，还是其他原因导致癌症风险上升的。

根据这些研究结果进行综合判断，目前没有科学依据（依据尚不充分）表明压力会导致癌症的发病率上升［英国癌症研究中心（Cancer Research UK）得出过"压力不会导致癌症发病率上升"的结论］。当然，未来的研究结果可能会推翻这一结论，但目前并没有确切的证据证明压力会诱发癌症。

那么，对于已经确诊癌症的患者，压力是否会使癌症恶化呢？

已有动物实验报告称，对患癌的小白鼠施加压力会导致癌细胞加速增殖和转移。

2016 年的一项研究发现，在患有前列腺癌的小白鼠中，对其施加的压力越大，小白鼠的前列腺癌细胞增殖越明显，同时其免疫功能也持续低下。

2019 年的另一项研究发现，在患有乳腺癌的小白鼠中，其癌症转移部位发现了应激激素的受体。这暗示着压力可能对癌症转移产生一定的影响。

需要注意的是，以上研究仍处于动物实验阶段，目前尚缺乏基于人类数据的科学依据，在现阶段得出"压力对人类癌症的增殖和转移有影响"的结论还为时过早，有待进一步研究。

## 合理解压才能更健康

除了脑卒中、心肌梗死和癌症以外，压力也可能对抑郁症等精神疾病、胃溃疡等消化系统疾病、不孕症，以及免疫系统造成影响。

使用不同的解压方式也会对患病风险和健康状况造成影响。例如，通过吸烟、喝酒、暴饮暴食等不健康的方式解压，可能会导致患病（包括不是压力直接导致的疾病）风险增加。因此，我们建议采取健康的解压方式，例如运动、与亲朋好友交流、冥想等。尽管冥想在日本并不为大众所熟知，但它近年来在美国很受欢迎。多项研究表明，冥想对健康有诸多益处，推荐压力大的人们尝试。

此外，压力问题并非独立存在。当人们感受到压力时，往往会变得入睡困难，想吃高油脂的垃圾食品。这说明压力与饮食、运动、睡眠等其他健康习惯之间存在密切的关联。所以，为了保持健康，我们可能需要全面、均衡地改善生活习惯，而不仅仅依赖于某一方面的改变。

> 压力越大的人，患脑卒中和心肌梗死的风险越高，这一趋势在女性中尤为显著。
> 目前没有充分的证据证明压力会导致癌症发病率上升。

第八章

过敏·花粉症

# 过敏

## 免疫系统不是万能的

受新型冠状病毒肺炎的影响，"免疫"一词开始被大众熟知。

免疫是指人体保护自身免受异物侵袭的生理功能。免疫系统在预防细菌和病毒感染，以及感染后清除体内的有害物质方面发挥着积极作用。

然而，免疫系统不是万能的，它并非只对有害异物产生反应。一些无害的食物、花粉等异物侵入人体时，免疫系统也可能会过度反应，进而引发各种症状，这种表现被称为"过敏"。

过敏的种类和症状五花八门，包括因食材引起的食物过敏、发生在皮肤上的特应性皮炎和接触性皮炎、发生在支气管内的支气管哮喘以及对花粉过激反应所引起的花粉症等。

## 吃花生真的会引起过敏吗？

食物过敏多发于婴幼儿时期，可能是因为婴幼儿的消化功能尚未发育成熟，所以容易对食物产生过敏反应。为了预防婴幼儿通过母乳或胎盘接触过敏原引发过敏，美国儿科学会（AAP）曾在2000年发表声明，建议怀孕和哺乳期的母亲限制食用可能引发食物过敏的鸡蛋、花生等食物，并尽量推迟婴幼儿开始摄入乳制品、鸡蛋、坚果、鱼等食物的时间。这一建议也影响了日本，为了预防食物过敏，日本也开始普及推迟摄入易过敏食物的指导意见。

即使遵循指导意见，对花生过敏的儿童数量也没有减少，反而逐年增加，如图8-1和图8-2所示。

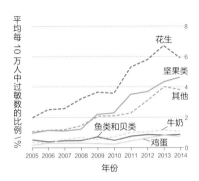

图 8-1　因食物过敏导致休克，去急诊治疗的儿童数量

数据来源：由笔者根据梅根·圣子·本末及杰伊·A·利伯曼的研究（2018）制作。

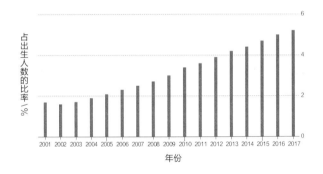

图 8-2　对花生过敏的发病率

数据来源：由笔者根据梅根·圣子·本末及杰伊·A·利伯曼的研究（2018）制作。

## 引起过敏的真正原因

2003 年，世界级权威医学杂志《新英格兰医学杂志》刊登了一项惊人的研究结果。这项研究分析了 13 971 名居住在英国的学龄前儿童的数据，结果显示，那些婴幼儿时期在皮肤上涂抹过含有花生油的保湿产品的儿童，其花生过敏的确诊率比未涂抹的要高。另外，母亲在孕期和哺乳期的饮食习惯与孩子的花生过敏风险无关。人们惊讶地发现，皮肤接触过敏原可能是引发食物过敏的真正原因。

在对花生过敏的儿童中，91% 使用过含有花生油的保湿产品；而在不对花生过敏的儿童中，使用过含有花生油的保湿产品的比例为 53%~59%，如图 8-3 所示。另外，在对花生过敏的儿童和不对花生过敏的儿童之间，不含花生油的保湿产品的使用率没有区别，如图 8-4 所示。

使用保湿产品是为了改善婴幼儿因湿疹等原因导致的皮肤干燥问题。那有没有可能，是因为异物入侵干燥等受损状态下的皮肤，从而引发了食物过敏呢？

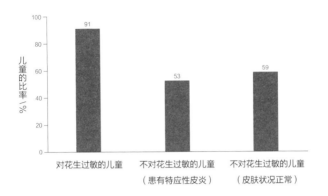

图 8-3　使用含花生油的保湿产品的比率

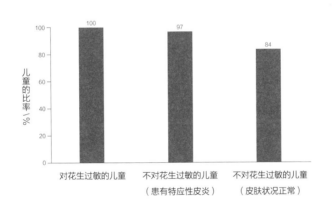

图 8-4　使用不含花生油的保湿产品的比率

数据来源：由笔者根据吉迪恩·拉克的研究（2003）制作。

## 食物过敏，居然和皮肤受损有关?!

当皮肤处于正常状态时，即使接触异物，皮肤屏障也会正常发挥作用，如图 8-5 所示。但是，如果皮肤受损，导致屏障处于破溃状态，此时若异物直接接触皮肤，异物就有可能通过受损的皮肤侵入体内。人体内的朗格汉斯细胞等免疫细胞会对这些异物产生反应，引起过敏（这就是"致敏"）。目前，研究人员认为人体会对一些特定的异物产生食物过敏反应，这种通过皮肤接触异物引发的过敏反应被称为"经皮致敏"。

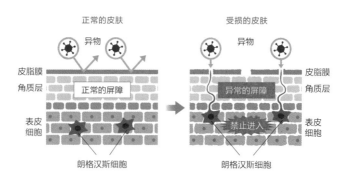

图 8-5　当异物通过受损的皮肤侵入体内时会引发食物过敏

数据来源：由笔者团队根据吉田和惠的研究（2014）制作，松尾直树绘制。

## 特应性皮炎的病因

经皮致敏不仅会引发食物过敏，还可能与特应性皮炎的发作有关。有科学研究证实，维持皮肤健康，保护屏障功能的完好，可以有效抑制特应性皮炎的发作。例如，一项由堀向健太等医学人员进行的研究中，他们将118名特应性皮炎发病风险较高的新生儿随机分为两组，一组每日全身涂抹一次保湿产品（商品名为2e），另一组只在皮肤的干燥部位涂抹凡士林。结果显示，全身涂抹保湿产品的那一组，特应性皮炎的发病率明显降低，如图8-6所示。

2020年发表了一项名为"BEEP"（Barrier Enhancement for Eczema Prevention）的研究可以看作是对上述研究的进一步论证。该研究以1394名出生于英国的具有较高过敏风险的新生儿为研究对象，结果显示，新生儿阶段积极使用保湿产品的小组与进行标准护肤的小组相比，特应性皮炎在两岁时的发病率并未显示出明显差距。不过，这项研究存在一定局限性。区别在于，上述日本的研究中使用了含有保湿成分的护肤产品，而BEEP的研究中使用的是不含保湿成分的润肤产品。此外，有可能

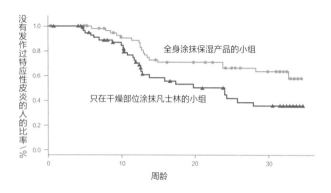

图 8-6　每日给新生儿涂抹保湿产品，
可以有效预防特应性皮炎的发作

数据来源：由笔者根据堀向健太的研究（2014）制作。

因为标准护肤小组也进行了适当的保湿护理，导致难以观察出两者间的差异。关于保湿护理是否真的对预防特应性皮炎有效，有待进一步研究。充分保湿对儿童的皮肤并无坏处，因此，我希望家长们可以尽量给孩子做好保湿护理。

此外，经皮致敏不仅会发生在儿童身上，也可能发生在成年人身上。日本曾发生过一起知名事件，许多人在使用位于福冈县的化妆品公司"悠香"生产销售的"茶雫肥皂"后发生了小麦过敏症状。据统计，共造成

2 111人食物过敏，其中有25%的受害者发生了过敏性休克，43%的受害者发生了呼吸困难等严重过敏反应。这款肥皂添加了水解小麦蛋白，经常使用会导致经皮致敏，进而引发对小麦的过敏。

## 预防过敏的妙招

人们大多认为过敏是由于消化系统未发育成熟、对某些食物敏感引起的。然而，最近有研究表明，这样的说法可能并不准确。不仅如此，提前摄入易致敏食材，还有可能预防过敏的发生。

一项于2008年公布的研究结果显示，英国约1.9%的儿童对花生过敏，而在以色列，对花生过敏的儿童比例只占约0.2%。以色列的儿童在月龄8~14个月时，平均每月摄入7克（蛋白质重量）花生，英国的儿童在婴幼儿时期花生的平均摄入量为0。由此引发了这样的观点：提前在辅食中添加花生可能有助于降低过敏的发病率。

基于这些新的研究结果，2008年，美国儿科学会撤销了"婴幼儿要尽量延迟摄入可能成为过敏原的食物"的声明。

在这之后，两项大规模研究进一步证实了提前摄入过敏原能有效预防过敏。

第一项研究是 2015 年发表的 LEAP（Learning Early About Peanut Allergy）。该研究追踪了 640 名月龄在 4~10 个月的高过敏风险婴儿，他们被随机分为两组，一组避免接触花生，另一组则每周数次摄入花生。结果显示，积极摄入花生的儿童在 5 岁时因花生过敏的概率降低了 80%（避免接触花生的儿童过敏率为 13.7%，积极摄入花生的儿童过敏率为 1.9%）。

第二项研究是 2016 年发表的 EAT（Enquiring About Tolerance）。该研究追踪了 1 303 名母乳喂养的婴儿，他们被随机分为两组：一组为从月龄 3~5 个月开始摄入 6 种易致敏的食材（花生、鸡蛋、牛奶、芝麻、白肉鱼、小麦）；另一组则在月龄 6 个月后再开始摄入这些食材。结果显示，提前摄入易致敏食材的儿童，因食物过敏的发病率为 5.6%；而月龄 6 个月后才开始摄入易致敏食材的儿童，因食物过敏的发病率为 7.1%。虽然两组之间看似有差距，但这种差距在统计学上并不显著。

最近的一项补充研究发现，在遗传因素等过敏风险较高的儿童中，被试组之间存在明显差异。在提前摄入易致敏食材的儿童中（本组实际只有43%的儿童能够接受这些食材），因花生和鸡蛋过敏的发病率较低。但对于其他食材的过敏发病率，两组之间没有明显区别。

根据这些研究结果，2019年3月，美国儿科学会发布了新的指导报告，建议对花生过敏风险较高的儿童（如患有严重湿疹或对鸡蛋过敏）在月龄4~6个月时便积极食用花生。不过，对于婴幼儿来说，摄入易致敏食材有可能引发严重的过敏反应。所以，应该根据个体的过敏风险差异来调整摄入的时机（例如通过血液检查等方式评估食物过敏风险后，再开始摄入相应的食物），不要仅凭研究指南做出判断，也要咨询儿科医生的建议。

总的来说，现在普遍认同经皮肤（尤其是受损皮肤）入侵体内的异物可能诱发过敏，而提前食用相关过敏原可能降低过敏的风险。虽然我们对许多过敏相关的问题仍不甚了解，随着新的研究成果不断涌现，一定会出现更有效的预防和治疗方法。

> 皮肤状态不佳或受损时，异物可能乘虚而入，进而引发食物过敏。

> 出生后尽早摄入易致敏食材，可能预防过敏。

> 保持皮肤健康并保护屏障功能，可以有效地抑制特应性皮炎的发作。

# 花粉症

## 每四名日本人中就有一人患花粉症

　　一到春季，就会有许多人因为担心花粉症的发作而快快不乐。据统计，每四名日本人中就有一人患花粉症，有的报告甚至表示某些年份的患病率接近半数。如图8-7所示，花粉症可以说是日本的"国民病"了。

　　虽然花粉症通常不会危及生命，但大多数患者会经历眼睛和鼻子发痒等十分难受的症状，使生活质量大大下降。甚至有研究指出，花粉症给日本造成的经济损失已经超过2 800亿日元。接下来，我将对给日本人的生

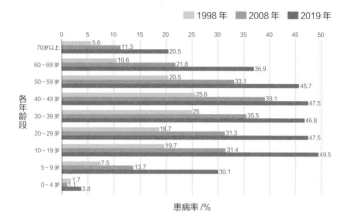

图 8-7　日本不同年龄段的花粉症患病率

数据来源：《过敏性鼻炎诊治指南》（2020）。

活造成极大影响的花粉症进行说明。

## 杉树花粉症激增的原因

花粉症是由花粉引发的一系列过敏疾病的总称。当花粉进入眼睛时，可能导致眼睛发痒、流泪、充血（过敏性结膜炎）；进入鼻子时，可能导致流鼻涕、打喷嚏

（过敏性鼻炎）。症状严重的患者还会因鼻塞引发头痛、低烧、乏力等症状。

在日本，约70%的花粉症是由杉树花粉引起的，这与杉树林占日本国土面积的12%、森林面积的18%息息相关。因杉树花粉引发的花粉症首次报告于1963年。1960年前后，日本杉树花粉症的发病率开始明显上升，1980—2000年期间，患者数增加了2.6倍。一方面，当时的日本正处于战后复兴时期，农林水产省在全国范围内大规模种植生长速度快且建材价值高的杉树、桧木等树木，导致杉树花粉的飞散量不断增加。另一方面，1964年，日本进口木材的关税被废除，国内杉树的建材需求随之减少，许多地方不再砍伐杉树，任其生长，因此，暴露在大量杉树花粉下的日本民众中爆发了花粉症。

如图8-8所示，杉树花粉的飞散量正逐年增加。

杉树花粉的飞散量因年而异。如果夏季的气温较高，会促进杉树的花苞发育，来年春季的花粉飞散量就会增加。反之，如果夏季的气温较低，来年春季的花粉飞散量便会相应地减少。有观点认为，全球气候变暖可能导致杉树花粉的飞散时间延长，并增加飞散量。

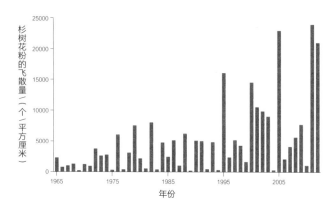

图 8-8　日本的杉树花粉年飞散量

数据来源：由笔者根据山田武千代的研究（2014）制作。

　　然而，并非全日本都会受到杉树花粉大量飞散的影响。例如，北海道地区的杉树花粉飞散量极少，冲绳地区则没有自然生长的杉树。所以，有些人在移居到北海道或冲绳之后，花粉症就不药而愈了（准确地说，只是不再出现相关症状，如果搬回本州岛，病症很有可能会复发）。

　　许多日本人一听到花粉症就会联想到杉树，其实这是日本（或者亚洲部分地区）特有的现象。其他国家当然也存在花粉症，但由于杉树的数量不像日本那么多，所以，引起花粉症的原因并不相同。例如，在欧洲地区，水稻科植物是主要致敏原；而在美国，豚草是主要致敏原之一。

## 如何对付花粉症

花粉症患者应尽量避免接触过敏原。佩戴口罩和护目镜来保护眼睛和鼻子是非常有效的预防措施。回家后，立即更换衣服并洗澡，去除沾在衣服和头发上的花粉，以及定期打扫房屋，清除可能残留在室内的花粉也是非常关键的。

此外，用生理盐水清洗鼻腔有助于去除残留在鼻黏膜上的花粉，从而缓解症状。需要注意，不能使用自来水清洗鼻腔，要使用市面上销售的专用清洗液或煮沸后冷却的白开水。直接用自来水清洗鼻腔有一定的风险，可能导致感染非结核分枝杆菌，进而引发慢性鼻窦炎。其他国家甚至有因使用被污染的自来水洗鼻导致俗称"食脑虫"的福氏耐格里变形虫进入脑内引发脑膜炎致死的报告。食脑虫主要生活在湖泊和池畔等地，但不包含在日本的自来水中（日本的自来水经过氯化消毒处理）。当在海外旅行并需要清洗鼻腔时，你应多加小心。

对于花粉症患者，医学上通常采用缓解症状的对症治疗和显著改善花粉症的根源治疗。

许多患者通过对症治疗可以暂时缓解症状，使日常生活不受影响。不过，这种治疗可能对另一部分患者没什么效果。对于这一部分患者，近年来出现了一种新的根源治疗，下面，我将分别介绍这几种治疗方法。

首先是对症治疗。针对打喷嚏、流鼻涕等症状，通常会使用抗组胺药（第二代药物）、化学递质游离抑制剂（如色甘酸钠、曲尼司特、吡嘧司特钾等）。抗组胺药是使用最广泛的抗过敏药，但不同种类之间的药效持续时间和因不良反应导致的嗜睡程度不同，所以，选择适合自己的药物很重要。

如果主要的症状是鼻塞，通常会使用白三烯受体拮抗剂（普仑司特、孟鲁司特钠等）和类固醇鼻喷雾剂来缓解。有些人一听到"类固醇"就会觉得很可怕，确实，通过口服或输液用药的类固醇可能会导致免疫功能低下、患糖尿病的风险上升、面部浮肿等不良反应。但它作为鼻腔用药直接用于鼻黏膜时，对全身的影响可以忽略不计。可能出现于鼻腔内的不良反应包括鼻腔刺激感、干燥感、出血等。

另外，也有通过激光灼烧鼻黏膜来缓解过敏症状的方法。

## 减轻花粉症的新疗法

尽管上述的对症治疗是目前的主流治疗手段，但也存在能够有效减轻花粉症的根源治疗，即"过敏原免疫治疗法"。

这种方法是通过注射已稀释的花粉提取液，并逐渐提高注射液的浓度，诱导患者体内产生针对花粉问题的免疫耐受。比传统脱敏治疗（皮下免疫脱敏治疗）更新的治疗方法是舌下免疫脱敏治疗，通过在舌下滴入提取液来建立免疫耐受。

皮下免疫脱敏治疗需要在专门的医疗机构进行，而舌下免疫脱敏治疗在家里就能进行，且不良反应更小，因此，现在选择皮下免疫脱敏治疗的人越来越少了。

2014年，一种针对杉树花粉症的舌下免疫脱敏药液被纳入了日本医保。2017 年，另一种经过改良的可溶性舌下免疫脱敏药片得到了认可。随着改良药物的推出，之前的脱敏药液于 2019 年 4 月停产。

一项针对 1 042 名杉树花粉症患者进行的可溶性舌下免疫脱敏药片的相关实验显示，该药物可以有效减轻 20%~30% 的花粉症症状。此外，有不是针对花粉症的研究报告指出，通过花粉症免疫疗法可以预防同样由免疫反应引起的支气管哮喘（目前，利用舌下免疫脱敏治疗来预防哮喘的方法尚未纳入日本医保）。

若要接受这些治疗，必须有医生的诊断。建议你前往医疗机构进行就诊咨询。

> 治疗花粉症最有效的方法是尽可能地避免接触花粉，清洗鼻腔也很有效。

> 近年来出现了包括舌下免疫脱敏治疗等显著改善花粉症的治疗方法。

第九章

营养补充剂

## 销量惊人的营养补充剂

那些注重健康的人，日常都会选择服用一两种营养补充剂吧？虽然人们讨厌吃药，但大多数能够接受营养补充剂。由于工作繁忙、在外就餐的次数增多，人们的饮食习惯在不知不觉中变得不健康起来。他们寄希望于通过服用营养补充剂来抵消不良饮食习惯带来的负面影响。其中一些人会抱着"虽然不能马上改善健康状况，反正也没有不良反应，那就先吃点吧"的态度服用营养补充剂。每天坚持健康饮食很难，如果选择服用营养补充剂，就不必在饮食方面付出太多努力 —— 这可能是许多人依赖营养补充剂的原因之一。

然而，人们对营养补充剂的看法是否正确呢？

如今，一走进便利店和药店就能看到有许多营养补充剂在售卖，维生素、软骨素、胶原蛋白、辅酶Q10、胎盘素、大蒜提取物等，不胜枚举。据估算，2020年度，日本的保健食品和营养补充剂的市场规模约为1.4兆亿日元。

## 大部分营养补充剂都是让你白花钱

如果营养补充剂真的可以使人更加健康，那就再好不过了。那么，从循证医学的角度来看，营养补充剂与健康之间的关联性究竟如何？

从已有的结论来看，被证实有助于改善健康的营养补充剂的数量其实很少。营养补充剂的市场规模庞大，许多企业都想来分一杯羹，这些企业积极为研究项目提供资金支持，催生出大量与营养补充剂相关的研究，但大多数都没有达到预期的效果。接下来，我将列举一些具有代表性的证据进行说明。

目前，世界上在针对营养补充剂的研究领域内最热门的两种物质应该是欧米伽－3脂肪酸和维生素 D。欧米伽－3脂肪酸包括 α－亚麻酸（ALA）、二十碳五烯酸（EPA）、二十二碳六烯酸（DHA）等，是存在于鱼和坚果中"对健康有益的油脂"。有许多研究表明，鱼和坚果的摄入量越多，患心肌梗死和脑梗死等因动脉硬化导致血管堵塞类疾病的风险就越低。人们认为，欧米伽－3脂肪酸是使患病风险降低的主要原因之一，因此对其进行了深入的研究。

2018 年，考克兰协作组织（Cochrane Collaboration，与世界各国研究者协作整合研究成果并发表的学术组织，总部位于英国）整合了一系列相关的科学依据，以验证欧米伽－3脂肪酸的功效。围绕欧米伽－3脂肪酸展开的 79 项实验（共计 112 059 人参与了实验）均得到了相同的结果，其中有 25 项实验研究被筛选为高质量研究。结果显示，欧米伽－3脂肪酸的摄入量并不会影响心肌梗死等疾病的死亡率。

更细致地分析这些研究成果，我们发现，摄入 α－亚麻酸可以使患心律不齐的风险从 3.3% 下降到 2.6%。由于收效甚微，研究者们最终得出结论：欧米伽－3脂肪酸对心脏几乎没有益处。此外，2019 年，一项被称为

"VITAL试验"的超过2.5万名被试者参与的大规模试验（该试验旨在评估欧米伽-3脂肪酸和维生素D二者的功效）证明，服用含有欧米伽-3脂肪酸的营养补充剂无法降低患癌症和心肌梗死的风险。

那么，最近备受关注的另一种营养补充剂——维生素D又如何呢？很遗憾，结论是"尚不存在科学依据证明维生素D对健康有益"。考克兰协作组织在2014年发表的一份研究报告中鉴定了159项实验结果，其中有56项高质量研究被纳入了最终评估。结果显示，在老年群体中，摄入维生素$D_3$（维生素D可分为菌菇类含有的维生素$D_2$和鱼类含有的维生素$D_3$）有可能降低死亡率。由于该研究的整体质量较低，所以，摄入维生素D究竟会为健康带来何种益处，尚不明确。另外，针对含有维生素D和钙的营养补充剂能否预防骨折这一说法，其科学依据也不够充分，因此，目前无法确定摄入维生素D是否有助于改善健康。在此之前还有一种说法："皮肤可以在晒太阳后合成维生素D，不想吃营养补充剂的话，多晒太阳也行。"当然，也有意见认为，晒太阳无法补充足够的维生素D，营养补充剂的存在仍然是必要的。上述提到的VITAL试验也评估了维生素D补充剂对健康的影响，结果发现，它与安慰剂（没有任何实际效果的药剂）相比，在影响癌症和心肌梗死的风险上没有明显区别。

## 乱吃营养补充剂会危害健康

到底应该选择哪种营养补充剂？是否应该服用营养补充剂？……有的读者会对此感到疑惑吧。来自美国医学会的医学杂志《美国医学会杂志·内科学》上有一篇面向患者说明的文章，接下来，我将以该文章作为参考，并结合我个人的说明进行介绍：

（1）营养补充剂可能含有对健康有害的成分，若与其他营养补充剂或药物同时服用，可能会对健康产生不良影响（据推算，美国每年有大约 2.3 万人因服用营养补充剂产生不良反应而前往急诊就诊）。

（2）由于针对营养补充剂的监管力度较弱，机关单位对其安全性和有效性所做的评估十分有限。

（3）一般来说，我们可以通过均衡饮食摄取足够维持健康所需的维生素等营养物质。日本人屡次被指出有缺钙的问题，然而正如前文所述，通过营养补充剂补钙来预防骨折的科学依据并不充分。

## 真正需要营养补充剂的人

以下人群需要适量服用营养补充剂：

（1）适龄且有生育计划的女性。

（2）患有骨质疏松症且无法在饮食中充分摄取维生素 D 的人群。

（3）经过血液检查，确诊维生素 $B_{12}$ 缺乏症、缺铁性贫血以及缺锌引起的味觉障碍等问题，医生建议摄取相应的营养补充剂的人群。

（4）患有消化系统疾病并接受过手术、有营养吸收障碍的人群。例如，胃切除术后可能会出现因铁和维生素 $B_{12}$ 吸收障碍导致的贫血，以及钙吸收障碍导致的骨质疏松症，这种情况下会推荐服用营养补充剂。

在后文的延伸阅读①中提到，尤其是在怀孕初期，叶酸的摄入量不足，可能导致胎儿患上脊柱裂等神经管畸形的先天性异常疾病风险上升。怀孕期间需要摄入比平时更多的叶酸，只靠饮食中摄取可能不够，建议配合营养补充剂一起补充叶酸。通常来说，在怀孕前一个月开始补充叶酸即有效，发现怀孕后再服用就已经晚了，因此，不只针对备孕中的女性，而是有可能怀孕的女性都推荐服用叶酸补充剂。

此外，有实验结果表明，从怀孕 24 周开始，每日摄入 2.4 克的鱼油补充剂（EPA 和 DHA）可以降低早产的风险，还能降低孩子在 3 岁前患哮喘和支气管炎的风险。由于鱼油补充剂几乎没有不良反应，女性在怀孕期间可以考虑适量摄入。

若是已经在医院里被诊断为缺铁性贫血，并在医生的指导下服用铁元素补充剂的人群，最好持续服用。有些患有味觉障碍的人，因接受了医生的建议服用锌元素补充剂，症状得到了改善。像这种就诊后被医生建议服用营养补充剂的人群，一般无法通过饮食足量摄取某种营养物质，所以，坚持服用营养补充剂是很有必要的。

综上所述，不建议大家因为"感觉对身体有益"而服用营养补充剂，这样做对健康无益，只是在浪费金钱，并且，同时服用多种营养补充剂还有可能危害健康。而营养补充剂对正在备孕的女性和已确诊营养不良的人有益。由此可见，我们应该认真考虑自己属于哪一类人群，从而巧妙地利用营养补充剂。

## 小结

> 大多数营养补充剂没有实际意义。

> 某些营养补充剂反而有可能危害健康。

> 孕妇和患有特定疾病的人群有必要服用营养
> 补充剂，但要在医生的指导下进行。

第十章

新冠 · 感冒 · 流感

## 无处不在的冠状病毒

感冒（感冒综合征）恐怕是离我们最近的疾病之一。据统计，儿童平均每年感冒 5 次，成年人也会感冒 2~3 次，这是一种十分常见且症状轻微的疾病。对于身体健康的普通人来说，即使患上感冒，也很少会发展到危及生命的程度，一般休息几天就能康复。

然而，就是这样一个常见的疾病，有可能与感染新型冠状病毒（COVID–19）的症状混淆。往年冬季，每当天气变得寒冷而干燥时，就到了感冒和流感（流行性感冒）的高发期。现在，新型冠状病毒感染也加入了"战场"。

首先，让我们了解一下新型冠状病毒。这种病毒在全球范围内传播，截至2021年12月3日，已导致2.642亿人感染，超523万人死亡。为防止感染范围扩大，许多城市实施了封控管理措施，该行动对各地经济造成了负面影响。

那么，如何分辨感冒与新型冠状病毒感染之间的区别呢？在一般人的印象里，感冒是可以自然痊愈的小病，而新型冠状病毒感染是一种席卷全球、威力巨大的疾病。

令人意外的是，**"冠状病毒"正是引起感冒的原因之一**。有10%~15%的感冒是由冠状病毒引起的，目前已知有四种冠状病毒会感染人类。例如，2002—2003年流行的SARS（重症急性呼吸综合征）是由SARS-CoV病毒引起的；而2012年开始流行的MERS（中东呼吸综合征）则是由MERS-CoV病毒引起的。目前，全球流行的"新型冠状病毒感染"是由SARS-CoV-2病毒引起的。冠状病毒可引起多种疾病，根据病毒的类型不同，有些感染只会造成感冒之类的轻微症状（如果是新出现的病毒，人类还未对其形成免疫）；有些则可能发展成新型冠状病毒感染之类的重症。

# 新型冠状病毒感染 ≠ 大号流感

有些人可能听说过"新型冠状病毒感染和流感没有什么区别"的观点。虽然这种观点在日本和美国等地均有流传，但其实是一种误解。据推算，新型冠状病毒的

表 10-1 新型冠状病毒感染、MERS、SARS、西班牙流感、普通流感的对比

| 疾病类型 | 感染人数 | 死亡人数 | 致死率 |
|---|---|---|---|
| 新型冠状病毒感染（COVID-19）（2019 年开始统计） | 2.642 亿人（数据截止到 2021 年 12 月 3 日） | 523 万人（数据截止到 2021 年 12 月 3 日） | 0.2%（2020 年"钻石公主号"感染事件中为 0.5%） |
| MERS（2012 年开始统计） | 2519 人 | 866 人 | 34% |
| SARS（2002—2003 年间） | 8000 人以上 | 774 人 | 9.6% |
| 西班牙流感（1918—1920 年间） | 5 亿人（感染人数约占当时世界总人口的 1/3） | 5000 万人以上 | 2%~3%？ |
| 普通流感 | 10 亿人（感染人数约占 2020 年世界总人口的 13%） | 30 万~65 万人 | 0.1% |

数据来源：《传染病杂志》（*The Journal of Infectious Diseases*，2008）；《柳叶刀》（*The Lancet*，2020）；《柳叶刀－感染病学》（*The Lancet Infectious Diseases*，2021）。

致死率为 0.2%（2021 年 8 月 28 日的数据），约为流感的两倍，见表 10-1。此外，感染新型冠状病毒后，需要使用人工呼吸机或入住重症监护室（ICU）的重症患者相当多。而且，很多新型冠状病毒感染的患者康复后也会留下各种各样的后遗症，可以说，新型冠状病毒感染比流感可怕得多。

接下来，我们将从病因、症状、治疗方法等方面对感冒、流感和新型冠状病毒感染的区别进行说明。

## 新型冠状病毒感染、感冒、流感的区别

首先，我们来看一下呼吸道的解剖图，如图 10-1 所示。呼吸道是指从口鼻连接到肺部的管道，是气体进出肺的通道。它分为上、下两个部分：从口鼻到咽喉的部分称为上呼吸道，从气管到肺的部分称为下呼吸道。

据统计，80%~90% 的感冒是由病毒引起的。其中，主要病原体为鼻病毒和冠状病毒，以及呼吸道合胞病毒、副流感病毒（非流感病毒）、腺病毒等。

流感是由流感病毒引起的，共分为甲、乙、丙三种

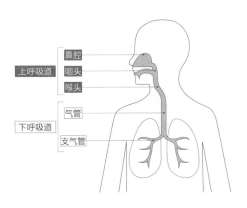

图 10-1　上呼吸道和下呼吸道

类型，通常在寒冷季节流行，偶尔也会在一年中的其他时间段出现。如果以往的流感病毒发生较大的变异并广泛流行的话，就会被称为"新型流感"。

新型冠状病毒感染，就是由前文提到的 SARS–CoV–2 病毒引起的。

感冒的症状主要体现于鼻部（流涕、鼻塞），同时，可能伴有咽喉不适（喉咙痛）、38℃左右的低烧、头痛、全身乏力等症状。通常情况下，医生可以根据临床症状对感冒进行诊断，无须再进行医学检查。反之，如果鼻部没有出现症状，可能就需要考虑是否为其他疾病。

流感的典型症状包括突发的高烧（通常指38℃以上的高烧）、头痛、全身乏力、肌肉痛、关节痛等，同时可能伴有咳嗽、流涕、喉咙痛等上呼吸道感染症状，这些症状约一周后会减轻。我们可以使用流感快速检测试剂盒帮助诊断，它还可以鉴别出是甲型流感还是乙型流感。

一般来说，当症状较轻且伴有低烧、主要症状为鼻部不适时，应怀疑是感冒。而当症状（全身乏力）严重，以38℃以上的高烧、关节痛和肌肉痛等全身症状为主时，应怀疑是流感。

此外，当出现感冒的症状，并伴有咳嗽、黄痰时，应考虑是否并发肺炎。这种情况下可以服用抗生素，同时建议尽快前往医院就诊。

相对地，正如前文所述，新型冠状病毒感染的症状与感冒和流感相似，很难通过初期症状进行区分。实际上，约80%的新型冠状病毒感染患者初期症状与感冒相似，病情也没有恶化，一周左右即可自愈。但是，其余20%的患者会在发病7~10天后病情加重，需要住院治疗，还有约1.4%的患者最终不治身亡。新型冠状病毒感染在不同年龄段的死亡率分布差异较大，70岁以上的感染者死亡率尤其高。

新型冠状病毒的重症感染者首先会有持续一周类似感冒的症状，随后可能出现咳嗽、咳痰、呼吸困难等症状。约30%的患者会出现嗅觉、味觉障碍，这些症状常见于年轻人和女性群体。普通感冒和鼻窦炎也可能导致嗅觉、味觉障碍，所以，当出现这类症状时，不一定是感染了新型冠状病毒。如有疑虑，建议前往医院进行相关检查和诊断。

综上所述，新型冠状病毒感染的症状特征可以归纳为以下三点：①（重症患者）症状持续时间长；②并发肺炎的患者，可发生咳嗽、咳痰、呼吸困难等严重症状；③部分患者可能出现嗅觉、味觉障碍。

## 普通感冒不需要吃抗生素

感冒是一种可以通过静养、补充水分和营养达到自愈的疾病，不需要服用对病毒无效的抗生素。如果症状较为严重，可以服用一些减轻流涕症状的药物或退烧药，即"对症下药"。感冒一般会在2~3天内自愈，但是，如果喉咙痛感强烈，可能就不是普通感冒，而是急性扁桃体炎（特征为吞咽食物或喝饮料时会感到剧烈的喉咙痛）。如果是感染链球菌引起的急性扁桃体炎，则必须服用抗生素。若你怀疑自己患上了急性扁桃体炎，建议尽快前往医院就诊。

实际上，流感也是可以通过静养、补充水分和营养达到自愈的疾病。服用抗病毒药物只能将病程缩短半天到一天左右。抗病毒药物在患病 48 小时内服用才有效，如需服药，请尽早前往医院就诊。需要注意，抗病毒药物具有一定的不良反应，奥司他韦可能导致呕吐和腹泻；玛巴洛沙韦则可能导致呕吐、腹泻以及血便、血尿、流鼻血等出血症状。

体质良好的人群一般不需要服用抗病毒药物，只需在家卧床休息即可康复。对于未满 5 岁（尤其是未满 2 岁）的幼儿、65 岁以上的老年人、在心肺方面有慢性疾病的人、处于免疫抑制状态的人、孕妇以及产后两周内的产褥期女性等重症流感风险较高的人群，建议服用抗病毒药物。

目前针对新型冠状病毒的检测有：确认是否感染的抗原检测和 PCR 检测，以及确认是否已经对病毒产生免疫的抗体检测。具体内容见表10-2。

在新型冠状病毒感染的治疗方面，对于不需要吸氧的轻症患者，可以使用"抗体鸡尾酒疗法"（卡西瑞单抗和伊德单抗组合用药，商品名：罗纳普利韦），该疗法能预防70%的患者发展为重症。用于治疗哮喘的吸入性糖皮质激素布地奈德（商品名：吸入用布地奈德混悬液）也可以降低感染患者的住院率，并有助于早日康复。另外，对于已经确诊新型冠状病毒肺炎并需要吸氧

表10-2　关于新型冠状病毒感染的检测

| 检测类型 | 目的 | 检测对象和精确度 | 检测场所和所需时间 | 医疗防护用品 |
|---|---|---|---|---|
| 抗原检测 | 确认目前是否已感染 | 检测出有病毒特性的蛋白质／精确度比PCR检测低 | 在检测站进行，15~30分钟出结果 | 需要 |
| PCR检测 | | 检测出病毒的遗传因子／精确度高 | 在部分医疗机构和地方卫生所、民办检测机构进行，1~6小时出结果 | 需要 |
| 抗体检测 | 检测过去是否感染过 | 检测出感染后在血液中生成蛋白质的"抗体"／精确度高 | 在检测站和民办检测机构进行，几十分钟出结果 | 不需要（但需依照标准防护规定） |

的患者，使用瑞德西韦等抗病毒药物、免疫抑制剂（巴瑞替尼、托珠单抗等）以及糖皮质激素药物（地塞米松等）进行治疗，可能有一定的效果。

## 避开患病风险，警惕感染源

感冒、流感、新型冠状病毒感染的感染途径相同，分为飞沫感染和接触感染两种。

飞沫感染是指吸入咳嗽或打喷嚏时飞溅的唾沫导致的感染。飞沫的可传播范围大约在两米以内，所以，佩戴口罩是预防飞沫感染的关键。

接触感染则是指病毒直接接触皮肤或黏膜，或通过握手、触摸门把手、扶手、开关、按钮等间接接触的方式，使病毒附着于皮肤表面导致感染。手部皮肤不会直接感染病毒，但沾了病毒的手一旦接触到眼、鼻、口腔等部位的黏膜，就会导致感染。勤洗手、佩戴手套或面罩（降低直接接触眼睛和口鼻的频率）、穿长款防护服都是预防接触感染的有效措施。新型冠状病毒感染是通过接触感染从而广泛传播的，对于感冒，接触感染同样是导致传播的重要环节。为了预防此类传染性疾病，建议大家佩戴口罩并勤洗手。

新型冠状病毒感染与感冒、流感的区别在于，新型冠状病毒感染患者具有将病毒向周围扩散的可能性（有传染性），且持续时间较长。感冒和流感是出现症状后才具有传染性，而新型冠状病毒感染是在症状出现之前就已经具有传染性，可能导致患者在并不知情的情况下传染给周围的人，因此，控制新型冠状病毒疫情的扩散是一项非常艰巨的任务。一直以来，人们都建议感冒和流感患者在出现症状后佩戴口罩，现在，为了应对新型冠状病毒感染，我建议没有出现症状的健康人群同样佩戴口罩来进行自我防护。

上文已经针对感冒、流感和新型冠状病毒感染的异同点进行了说明。鉴于这三种疾病都具有传染性，为防止感染扩散，应适当采取佩戴口罩、勤洗手等防护措施。特别是对于新型冠状病毒来说，当同时满足以下三个条件时：①密闭空间（通风差的密闭场所）；②密集场所（人员密集的地方）；③密接场合（在触手可及的距离内进行对话的场合），感染扩散的风险会大大增加。因此，尽可能地避免进入"三密"场所是防疫的重点。

即使接种了新型冠状病毒疫苗，也不代表感染后症状会就此消失。所以，掌握正确的防护知识，并在日常践行低感染风险的生活习惯至关重要。

## 小结

> 新型冠状病毒感染绝非"普通感冒"。

> 抗生素对普通感冒没有实际意义。

> 通常，体质良好的人群即使患上流感也无须前往医院就诊。对于婴幼儿、老年人、孕妇、慢性疾病患者等重症流感风险较高的人群，需根据自身情况就诊。

> 抗病毒药物只能把病程缩短半天到一天。对于婴幼儿、老年人、孕妇、慢性疾病患者等重症流感风险较高的人群，必须及时就医服药。

第十一章

疫苗

## 疫苗有风险？

疫苗是指以细菌、病毒等病原体为原料制作而成的无毒或弱毒化的抗原制剂。当疫苗进入人体后，会刺激体内产生与之对抗的抗体，从而获得对该疾病的免疫效果。

很久以前，人们就知道感染过天花的人不会再次感染。在亚洲地区，人们曾通过接种天花的结痂获得免疫，但是这种接种方式并不安全，会导致一部分人因感染天花而死亡。到了18世纪末，人们渐渐发现感染过牛痘的人不易感染天花。

1796年，英国医生爱德华·詹纳将牛痘的脓液注射给一个 8 岁的儿童。数月后证实，即使再让这个儿童接触天花的脓液也不会被感染 —— 这是世界上最早的疫苗。当时，人们并不完全了解疫苗能预防感染的原理，也不知道这种方法同样对其他疾病有效，所以在那之后的一段时间里，疫苗的开发没有取得新的进展。直到 19 世纪 80 年代，法国人路易斯·巴斯德发现，可以通过接种弱化后的病原体来对疾病进行免疫，由此奠定了疫苗的基础。

在世界范围内，疫苗有效预防了多种疾病，拯救了无数人的生命。然而，日本人对疫苗并没什么好印象。在新闻媒体的报道中，由疫苗引起的不良反应比疫苗的有效性更加引人注目。

一个鲜为人知的事实是，相比其他国家，日本国民对疫苗的信任程度较低，在采访中，回答"我的孩子接种了疫苗"的比例也比其他国家低。2020 年，一项研究在调查 149 个国家的疫苗安全性信任度后发现，日本是对疫苗信任度较低的国家。具体如图 11-1 所示。

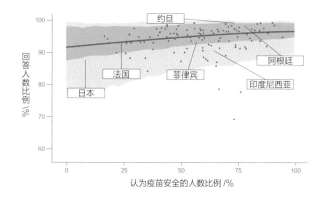

图 11-1 回答"我的孩子接种了疫苗"的人数比例（各国对比）

数据来源：由笔者根据亚历山大·德·菲格雷多的研究（2020）制作。

## 日本人为什么害怕打疫苗

日本人并非一开始就对疫苗持消极态度。1960 年前后，为了减少脊髓灰质炎（俗称：小儿麻痹症）的发病率，日本民众在国内举行了要求允许进口脊髓灰质炎减毒活疫苗的示威活动。1977 年，根据《预防接种法》，日本开始实行对中小学生在学校内集体接种疫苗。那时候，孩子们会在学校体育馆等场所排队，按顺序接种疫苗。

然而，到了 20 世纪 80 年代末，情况发生了变化。

1989—1992年期间，出现了接种MMR疫苗（麻腮风三联疫苗）后引起无菌性脑膜炎的病例报告。不同于治疗疾病用药所产生的不良反应，疫苗是给健康人群接种的，由此引发的任何不良反应都有可能造成重大问题（用药时出现与预期效果相斥的不良影响，或接种疫苗时产生的不良影响都可以称为"不良反应"）。饱受MMR疫苗后遗症折磨的受害者们将日本政府告上了法庭，日本政府连续败诉，并因此被追究了赔偿责任。此后，国家和厚生省（现在的厚生劳动省）开始对接种疫苗采取比其他国家更为消极的政策，并延续至今。

1993年，日本暂停接种MMR疫苗，1994年，日本对《预防接种法》进行修订，所有有关疫苗的接种规定从"义务规定"变为"鼓励（尽力）规定"，接种方式也从"集体接种"变更为"个人接种"。

## 流感疫苗守护生命安全

流感疫苗也经历过相似的命运。1977—1987年期间，日本中小学生会在校内集中接种流感疫苗，但在那之后，前桥市医师会发表了一份调查报告（《前桥报告》），对接种流感疫苗的效果提出了质疑。调查结果显示，流感疫苗虽然能预防感染，但实际效果比一开始宣称的"可预防 70% 的感染率"要低。这份报告仿佛在说接种流感疫苗无效一样。此外，也出现了接种流感疫苗后发生脑部损伤、脑炎等不良反应的报告（目前尚未明确发病与接种流感疫苗之间的因果关系），并且有受害者向日本政府提出要求赔偿的诉讼。因此，1987 年，日本法律再次修订为只有在征得监护人的同意下，才能对有接种意愿的对象进行疫苗接种。1994 年，日本政府将流感从《预防接种法》的疾病对象中删除，人们可以根据个人意愿自行决定是否接种流感疫苗。

然而，2001 年一项发表在《新英格兰医学杂志》上的研究报告显示，暂停集体接种流感疫苗后，日本国内因流感和肺炎死亡的人数（主要为老年人）有所增加。由此可见，为中小学生接种流感疫苗，还可以保护老年群体免受流感的侵害。

通过这项研究结果可以推算，每年实行集体接种流感疫苗可以挽救 3.7 万 ~4.9 万人的生命，展示了接种疫苗带来的群体免疫效果。这篇论文在阐述群体免疫的重要性方面产生了巨大影响，已经成为美国鼓励全民（月龄未满 6 个月的婴儿和部分禁忌人群除外）接种流感疫苗的依据之一。

基于这样的历史背景，目前，日本有两种疫苗的问题备受关注，一是 HPV（人乳头瘤病毒）疫苗，二是新型冠状病毒疫苗。

## HPV 疫苗有望"消灭"宫颈癌

HPV 是一种可以引发女性患宫颈癌，男性患口咽癌、肛门癌、阴茎癌等疾病的病毒。日本每年约有 1 万人罹患宫颈癌，死亡人数约为 2 800 人，且患者数和死亡人数均呈上升趋势，如图 11- 2 所示。

宫颈癌高发于 20~40 岁的人群，被称为"青年癌症"，如图 11-3 所示。遗憾的是，这是一种定期体检也无法完全预防的疾病。即使患者在治疗后已没有性命之忧，后续也会增加流产的风险，严重时甚至要切除子宫。

任何有过性经历的人都有可能感染 HPV。根据推算，有过性经历的人中，约 80% 曾经感染 HPV。其中，

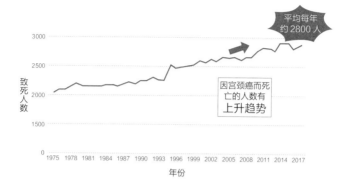

**图 11-2 宫颈癌的致死人数呈上升趋势**

· 一些发达国家因为相关体检的普及，所以因宫颈癌而死亡的人数减少了。

· 因为相关体检和疫苗的普及，预测世界上患宫颈癌的人数会减少。

· 在日本，宫颈癌的患者数和死亡人数都有上升趋势。

数据来源：由笔者根据日本国立癌症研究中心·癌症信息服务·《癌症登记与统计》中的宫颈癌的数据制作。

大多数感染者会自愈。如果长期感染无法痊愈，数年后可能发展为尖锐湿疣、肛门癌、口咽癌等疾病，男性可能会引发阴茎癌，女性可能会引发宫颈癌。

95% 以上的宫颈癌是 HPV 造成的。其中，HPV 16 型和 HPV 18 型病毒特别容易发展成癌症，而这两种病毒都可以通过接种 HPV 疫苗来预防。一项在日本新潟县进行的研究显示，接种 HPV 疫苗可以降低约 94% 的

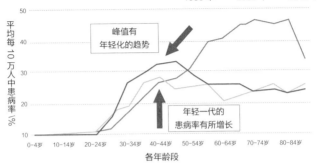

图 11-3　宫颈癌在不同年龄段的患病率

· 宫颈癌有年轻化的趋势。

· 30 多岁患宫颈癌的人数在增加。

· 患宫颈癌后需要治疗，可能影响怀孕。

数据来源：由笔者根据日本国立癌症研究中心·癌症信息服务·《癌症登记与统计》中的宫颈癌的数据制作。

HPV（16、18 型）感染风险。该研究结果证实了 HPV 疫苗的预防效果很好。瑞典最新的研究结果也表明，HPV 疫苗可以降低宫颈癌自身发病的风险。

2009 年 10 月，HPV 疫苗希瑞适（葛兰素史克公司研发）在日本获得了药检许可，并于同年 12 月开始发售。2010 年起，接种费用由国家公费承担。以此为契机，同年 11 月，日本政府开始推广宫颈癌疫苗预防接种计划。

2013 年 4 月，HPV 疫苗被纳入《预防接种法》规定接种的范畴。稍微往前追溯，自 2013 年 3 月起，有报告称，部分接种者出现昏迷、广泛性疼痛、运动障碍等症状。虽然与疫苗的因果关系尚未明确，但已经有媒体猜测这些症状是否属于接种疫苗导致的不良反应。对此，2013 年 6 月，国家决定在调查清楚症状的发生率与疫苗的因果关系之前，暂不积极鼓励接种 HPV 疫苗。

2018 年，日本名古屋市开展的一项针对 29 846 名女性的调查显示，即使没有 HPV 疫苗接种史，也会出现相同程度的症状。接种 HPV 疫苗与报道中提到的不良症状没有因果关系。这项研究是基于假设"HPV 疫苗与多种症状之间存在因果关系"而进行的，然而，最终结果表明，两者之间没有关联。

尽管如此，日本对于推广接种 HPV 疫苗一事还是停滞了多年。结果导致，2012 年有约 67% 的女性接种了 HPV 疫苗，但到了 2016 年，这一数字就下降到了 0.3%，2019 年的接种率也仅仅为 0.6%，如图 11-4 所示。

直到 2021 年 11 月，日本才决定再次开展积极推广接种 HPV 疫苗的工作，希望接种率能有所改善。

世界各国开始陆续推进 HPV 疫苗接种计划，效果

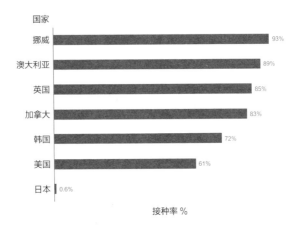

图 11-4　2019 年 HPV 疫苗的接种率（各国对比）

数据来源：世界卫生组织（WHO）。

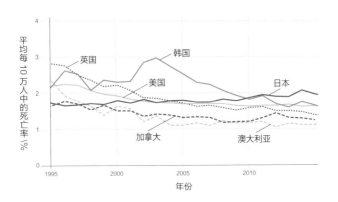

图 11-5　各国的宫颈癌死亡率（年龄修正后）的变化趋势

数据来源：世界卫生组织（WHO）。

显著。那些国家因宫颈癌导致的死亡率正在降低，而日本的死亡率呈上升趋势。日本方面的变化是否与停止鼓励接种 HPV 疫苗有关，尚不清楚。其他国家的死亡率下降，确实受 HPV 疫苗的影响较大。

如图 11-5 所示，有研究结果表明，积极鼓励接种 HPV 疫苗的澳大利亚有望在 2028 年 "消灭" 宫颈癌（确切地说，是将宫颈癌的患病数降低至每 10 万人中不到 4 名病例）。

一系列事件导致日本人相比于其他国家的人更容易对疫苗的安全性产生怀疑。此外，因为关于 MMR 疫苗不良反应的诉讼以及其他药物损害健康的诉讼等历史问题的存在，日本政府对待疫苗相关风险的态度也比其他国家更为谨慎。

## 新型冠状病毒疫苗的有效性

新型冠状病毒疫苗的有效性如何？其不良反应又有哪些？季节性流感疫苗预防感染的有效性为 30%~70%，与之相比，新型冠状病毒疫苗的有效性高达 70%~95%。

而在预防重症化（即降低住院或入住重症监护室的概率）方面，新型冠状病毒疫苗的效果几乎达到了惊人的100%。虽然疫苗对变异毒株的防御效果可能有所下降，但辉瑞等医药公司研制的 mRNA 疫苗具有可以快速投入生产并更新换代的优势，以应对变异毒株带来的问题。

根据临床试验中可评估的短期试验结果来看，接种新型冠状病毒疫苗与接种安慰剂（不含有疫苗活性成分的液体）的人之间，不良反应的发生率没有什么变化。至于有关疫苗的长期不良反应，有待我们进一步研究。我认为，从现阶段来看，与不接种疫苗导致感染新型冠状病毒的风险相比，接种疫苗带来的益处大得多。

## 不接种疫苗同样存在风险

我认同"不可轻易地相信疫苗的安全性，也不应该随意鼓励大家接种疫苗"的观点。区别于医生给病人开药，疫苗通常是给健康人群接种的，因此，必须最大限度地避免接种带来的不良反应。

另外，我们也需要考虑不接种疫苗的风险。从这一角度来看，日本做得远远不够。因为停止鼓励接种 HPV 疫苗，<mark>每年有数名本不应该死去的女性死于宫颈癌</mark>。许多女性因患上本可以预防的宫颈癌而不得不接受子宫方面的手术，有的患者还可能无法怀孕。

新型冠状病毒疫苗面临着同样的问题。年轻人在感染新型冠状病毒后出现的症状可能比较轻，但也有概率发展为重症，甚至饱受后遗症的折磨。有报告称，即使新型冠状病毒感染没有发展为重症，在治愈后也有可能造成味觉、嗅觉障碍等后遗症。不接种相关疫苗还有将病毒传染给周围的老年人或有基础疾病的人群的风险。如果疫苗的接种率无法提高到某种程度，病毒的流行就难以遏制，经济的复苏也将持续推迟，导致经济损失扩大的风险增加。

接种新型冠状病毒疫苗后多见轻度不良反应（接种部位红肿、乏力、肌肉痛等），但很少出现过敏性休克等重度不良反应。相比之下，直接感染新型冠状病毒的风险更高。

是否接种疫苗，最终取决于个人的判断。<mark>我真诚地希望无论个人还是国家，都能在充分了解疫苗的优缺点后，做出最合适的决定。</mark>

> 疫苗是对抗传染性疾病的重要武器。

> 日本人对 HPV 疫苗存在很大误解，导致接种
> 率锐减至 0.3%。许多女性因此失去子宫，甚
> 至丧命。

> 新型冠状病毒疫苗的有效性高，无须过度担
> 心不良反应，重要的是在正确了解疫苗的优
> 缺点的基础上，判断是否接种。

孕妇饮食小贴士

## 叶酸的重要性无可比拟

随着人生迎来不同的阶段，最适合自己的饮食也会随之改变。我想，女性在一生中最在意饮食的时期便是怀孕时期吧，因为这一时期的饮食不仅针对自己一个人，对孩子的健康也有影响。

下面会讲解孕妇饮食需要注意的事项。顺带一提，本部分所讲解的饮食，针对的对象是"健康方面没什么大问题的孕妇"。若患有疾病，有孕期并发症（妊娠高血压和糖尿病等）的话，更建议去妇产科与医生商量饮食方案。

对于孕妇来说，最重要的营养素无疑是叶酸。叶酸是 B 族维生素的一种，广泛存在于黄绿色蔬菜、紫菜、水果和猪肝等食物中（后文会提到，食用猪肝可能导致维生素 A 过量，因此并不建议孕妇食用）。

在孕期，叶酸的需求量大约是平时所需的两倍。如果叶酸摄入不足，会增加婴儿患上名为"脊柱裂"的先天性疾病的风险。脊柱裂是先天性疾病，虽然这个疾病在很多发达国家的确诊数正在减少，但在日本，每年的确诊数仍在持续增长。

由于只靠食物很难摄取足量的叶酸，所以人们通常建议孕妇服用叶酸补充剂。不过，"何时开始服用叶酸补充剂"是个关键问题。在日本，叶酸补充剂需要在怀孕前一个月就开始服用，这意味着，若发现怀孕才开始服用就晚了。对于有计划备孕并已经开始摄取叶酸的人来说，这是没有问题的，遗憾的是，有些意外怀孕的人并没有及时摄取叶酸。因此，无论是否有具体的怀孕计划，只要是有可能怀孕的女性，都建议服用叶酸补充剂。

有研究报告指出，叶酸补充剂不仅可以降低婴儿患上脊柱裂的风险，还能降低患上自闭症的风险（具体来说，美国和挪威已有研究证实叶酸补充剂可以降低婴儿患上自闭症的风险，但丹麦的研究并未发现两者之间存在相关性）。与脊柱裂一样，从怀孕前四周开始到怀孕第八周期间服用叶酸补充剂有助于降低患病风险。我认为，神经发育和自闭症之间可能存在着某种联系。

另外，还有报告指出，叶酸补充剂能够使婴儿患先天性心脏疾病的风险降低 28%，可以说，叶酸对婴儿的健康至关重要。

在美国，政府强烈建议孕妇从怀孕前 1 个月开始，直到孕期 2 ~ 3 个月，每天摄入 400~800 微克的叶酸补充剂，之后，建议每天摄入 600 微克。市面上销售的孕妇补品大多含有叶酸，但有的可能含量不足。在前文提到的自闭症研究中，如果每日摄入的叶酸不足 400 微克，就无法降低患自闭症的风险。另外，由于孕中期以后每天需要摄入 600 微克的叶酸，所以更应该认真挑选含量充足的叶酸补充剂。

## 孕期的三大饮食要点：
## 维生素 D、维生素 A、咖啡因

### 维生素 D

维生素 D 在孕期的重要性仅次于叶酸。2018 年发布的一项综合了 24 个实验的研究显示，摄入维生素 D 补充剂可以减少婴儿发育不良的风险，降低幅度高达 28%。因此，建议正在服用孕妇补品的人确认其中是否含有维生素 D。

### 维生素 A

有一种营养素，如果摄入过量，会对婴儿的健康带来风险，那就是维生素 A。

如果通过补充剂等途径摄入过量的维生素 A，会增加婴儿出现先天性异常的风险。维生素 A 不仅存在于补充剂中，也大量存在于猪肝、鲅鳙鱼、鳗鱼、银鳕鱼等食材中。

虽然猪肝含有丰富的叶酸，但由于其可能导致维生素 A 摄入过量，所以最好不要通过食用猪肝来摄取叶酸，应该通过补充剂来摄取。

## 咖啡因

咖啡因具有收缩血管的作用，在怀孕期间大量摄入可能会导致流产或对胎儿的发育造成不良影响。

虽然目前没有确切的科学依据来确定针对怀孕期间安全的咖啡因摄入量，但美国妇产科医师学会（ACOG）建议孕期的咖啡因摄入量应控制在每天不超过 200 毫克。

100 毫升的咖啡中约含有 60 毫克咖啡因，按一杯咖啡 150 毫升来算，怀孕期间最好将每天的咖啡摄入量控制在两杯以内。

需要注意的是，除了咖啡以外，还有许多富含咖啡因的饮料。例如，每 100 毫升的玉露茶中含有 160 毫克的咖啡因，是咖啡的 2.5 倍以上。

此外，红茶、乌龙茶、煎茶、烘焙茶和功能饮料中也含有大量咖啡因。所以，孕期最好尽量控制这些饮料的摄入量。另外，虽然茉莉花茶的咖啡因含量不高，但可能会引起子宫收缩，所以最好不要饮用。

# 由饮食传播的传染病会危害胎儿的健康

怀孕期间，孕妇的免疫力会降低，容易导致感染或发生传染性疾病，所以要避免食用生食，尤其是生的肉类（如生火腿肉、低温慢烤的牛肉、生拌牛肉丝、生鸡肉等），建议将肉类充分加热后再食用。此外，还有一些如果在孕期感染就会给胎儿带来不良影响的传染病，其中最常见的两种就是李斯特菌病和弓形虫病。

李斯特菌是通过食用未经消杀处理的天然奶酪、生火腿肉、烟熏三文鱼等食物感染的。孕妇感染后，有些只会出现类似感冒的轻微症状。如果胎儿通过胎盘感染，不仅会导致早产、流产、死产，还有可能使婴儿患上脑膜炎或脑积水，以及在精神和运动方面出现障碍。

弓形虫是通过食用半熟的肉类或者接触含有虫卵的猫粪便感染的。猫粪便会污染土壤，因此孕妇要避免接触土壤，同时要确保蔬菜和水果（特别是带有泥土的食材）经过充分的清洗后再食用。弓形虫也能通过胎盘感染胎儿，导致流产、死产以及证实会对婴儿的脑部或眼部造成不良影响。

为了预防孕期感染，请注意以下六点：

（1）充分加热肉类食品，避免食用生肉；

（2）避免食用天然奶酪、烟熏鱼、生火腿肉和法式肉酱；

（3）认真清洗蔬菜和水果，特别是带有泥土的食材；

（4）在接触生肉后，务必彻底清洗双手和烹饪工具；

（5）在接触土壤时，请佩戴手套并彻底清洁双手；

（6）与猫接触时，要避免处理猫的粪便和尿液。

## 孕期不宜过度控制体重

其他的饮食建议和营养信息总结在附表1中。注意，并非所有信息都有科学依据，并且日本和美国推行的饮食建议也存在一些差异。你可以对比两者，找出最适合自己的饮食方式。

另外，我想强调孕期体重的增长标准。以前日本有一种说法："宝宝出生时瘦小，将来会变得健壮。"该说法意在表示婴儿出生时体重较轻更好，以便出生后成长得更加强壮。但这种说法是在剖宫产手术还不够发达的年代，为了降低孕妇因分娩而死亡的概率流传下来的。

# 附表 1　给孕妇的饮食建议标准

| 国家 | 日本 | 美国 |
|---|---|---|
| 蛋白质 | 孕初期 50 克 / 日　孕中期 60 克 / 日<br>孕后期 75 克 / 日　（非孕期 50 克 / 日） | 每千克体重的推荐量：1.1 克 / 日<br>（非孕期 0.8 克 / 日） |
| 碳水化合物 | 没有推荐的量<br>非孕期女性的参考值（维持营养充足的一定的量）：<br>50%~65%<br>非孕期女性的食物纤维摄取的参考值：<br>17~18 克 / 日以上 | 175 克 / 日（非孕期 130 克 / 日）<br>比起白米和小麦粉等精制碳水化合物，更推荐摄取水果、蔬菜、全麦粉等非精制碳水化合物（食物纤维的摄取量是 28 克 / 日以上） |
| 脂类 | 没有推荐的量<br>参考值：<br>n-6 系脂肪酸 9 克 / 日<br>n-3 系脂肪酸 1.8 克 / 日 | 因为没有足够的科学依据，所以知道的不多<br>反式脂肪酸会通过胎盘输送给婴儿，所以要尽量避免摄取 |
| 微量元素 | 推荐量（饮食和营养补充剂合计 1 日的量）：<br>叶酸：480 微克<br>铁：孕初期 8.5~9 毫克；<br>　　　孕中期和孕后期 21~21.5 毫克<br>钙：650 毫克<br>维生素 $B_1$：1.3~1.4 毫克<br>维生素 $B_2$：1.5~1.7 毫克<br>维生素 C：110 毫克<br>维生素 A：孕初期<br>　　　　　650~700 微克视黄醇活性当量；<br>　　　　　孕中期和孕后期<br>　　　　　730~780 微克视黄醇活性当量 | 推荐包含以下营养素的营养补充剂（1 日的量）：<br>叶酸：400~800 微克<br>　　　（孕中期 600 微克）<br>铁：27 毫克<br>钙：250 毫克以上<br>碘：150 微克<br>维生素 D：200~600 国际单位 |
| 孕期的体重增加 | 根据不同的指南，推荐值有所不同<br><br>日本妇产科学会·周产期委员会<br>（1997 年）的建议如下：<br>BMI<18 千克每平方米时，增重 10~12 千克<br>BMI 18~24 千克每平方米时，增重 7~10 千克<br>BMI>24 千克每平方米时，增重 5~7 千克<br><br>厚生劳动省"健康亲子 21"<br>（2006 年）的建议如下：<br>BMI<18.5 千克每平方米时，增重 9~12 千克<br>BMI 18.5~25 千克每平方米时，增重 7~12 千克<br>BMI ≥ 25 千克每平方米时，个别对待，因人而异 | BMI<18.5 千克每平方米时，<br>增重 12.5~18 千克，<br>到怀孕 13 周为止增重 0.5~2 千克，<br>之后平均每周增重 0.5 千克；<br>BMI 18.5~24.9 千克每平方米时，<br>增重 11.5~16 千克，<br>到怀孕 13 周为止增重 0.5~2 千克，<br>之后平均每周增重 0.5 千克；<br>BMI 25~29.9 千克每平方米时，<br>增重 7~11.5 千克，<br>到怀孕 13 周为止增重 0.5~2 千克，<br>之后平均每周增重 0.25 千克；<br>BMI ≥ 30 千克每平方米时，增重 5~9 千克，<br>到怀孕 13 周为止增重 0.5~2 千克，<br>之后平均每周增重 0.25 千克 |

数据来源：关于日本的标准，除体重增加的参考外，均来自厚生劳动省《日本人饮食摄取标准》（2015）；美国的推荐摄取量来自 UpToDate 临床顾问（由美国著名医学博士创建的基于循证医学原则的临床决策支持系统）。

日本在保留了传统观念的同时，也受到近年来"女性减肥潮流"的影响，与世界上的其他国家相比，出生时体重低的婴儿的比例不但较高，而且这一比例在逐年上升，如附图 1 所示。

众多研究证实，出生时体重过低会对一个人的成绩、学历、收入和健康状况造成不良影响。

如果胎儿在母亲体内没有得到足够的营养供给，其身体会产生适应性反应，等他们在出生后再得到足够的营养时，他们的身体反而会无法适应，从而增加患糖尿

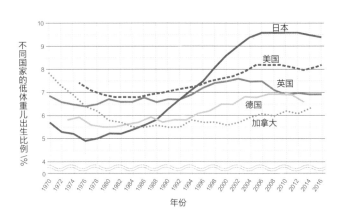

附图 1　低体重儿出生比例的变化

数据来源：经济合作与发展组织（OECD）数据。

病等生活习惯病和心肌梗死等疾病的风险。

综上所述，针对孕期和非孕期的饮食建议存在很大差异。即使是没有具体备孕计划的女性，只要有怀孕的可能，也应该采取措施提前服用包含叶酸在内的孕妇补品。孕期体重增长不足可能会对婴儿未来的学业和健康造成长期不良影响，为了孩子，建议女性在孕期合理膳食，将体重增加到正常的孕期体重范围。

代谢综合征体检

## 代谢综合征体检真的能让人变得健康吗？

我想问一下亲爱的读者们，你们是否曾接受过代谢综合征体检呢？

有些人可能在收到体检结果后，开始重新审视自己的生活方式。也许有人在体检前通过短时间的严格控制饮食或增加运动量，勉强达到了理想的体检指标，但在那之后，各项指标便会迅速反弹。

让那么多人亦喜亦忧的代谢综合征体检，真的能改善健康吗？

日语中有两种不同的"体检"。一种是"健康检查"，它的目的在于及早发现许多与生活习惯相关的疾病的危险因素，例如肥胖和高血压。另一种则是"筛查"，类似于癌症筛查，旨在早期发现特定疾病。

在日本，代谢综合征体检原先是"健康检查"的一种，自2008年开始成为全民保健项目之一。它的正式名称是"专项健康检查与专项保健指导"。该体检最大的特点是主要针对代谢综合征人群，这类人群的内脏脂肪含量较多，容易出现糖尿病、高血压等生活习惯引起的疾病。根据2017年的数据统计，全日本约有5 400万人符合接受这种代谢综合征体检的条件，而实际接受检查的人数约为2 900万人，占符合检查条件人数的53%。

代谢综合征体检通过测量腰围和体重指数，以及评估血糖、胆固醇、血压和吸烟史等指标，对个体的健康风险进行全面评估。根据这些风险评估结果，为患者提供以下三种干预措施中的一种：①提供信息服务；②鼓励支援（为符合条件的对象提供改善生活习惯的建议和指导，可以是为个体提供一次一对一的访谈或小组支持，并在六个月后对其效果进行评价）；③积极支援（医生和保健师提供为期三个月以上的持续指导，并在六个月后对其效果进行评价）。患者通过改善生活方式或前往医院接受治疗，预计可以对身体健康起到积极的效果。

令人惊讶的是，有报道指出，代谢综合征体检对于健康的改善效果几乎没有，即使有，也非常有限。

厚生劳动省曾发布报告宣称，与未接受体检的人相比，接受体检的人在接下来的一年里要么体重减轻，要么医疗费用更低。但是，这些数据的可靠性存在问题。报告中涉及了两类人群：接受过代谢综合征体检并接受过保健指导的人（即健康意识较强的人）以及忽视保健指导的人（即健康意识相对薄弱的人）。这种比较可能更多地揭示了健康意识的差异带来的影响，而非代谢综合征体检本身的影响。因此，这些报告不足以作为评估代谢综合征体检对健康影响的可靠依据，不能作为评判材料。

针对生活习惯病体检（类似日本的代谢综合征体检）对健康造成的影响，各国的研究人员正在进行更为深入的研究。

目前，关于体检最著名的研究可能是在丹麦哥本哈根的郊区所进行的一项实验。这项实验随机选取了大约6万名年龄为30~60岁的居民，并将他们分为两组：

接受体检组（约 1.2 万人）和未接受体检组（约 4.8 万人）。在体检过程中，接受体检组不仅进行了各项身体测试，还接受了风险评估和多次生活习惯的咨询。实验人员对该群体进行了长达十年的追踪，并评估了他们的健康状况。

研究结果显示，接受体检组（包括充分的生活习惯咨询）与未接受体检组在心肌梗死、脑梗死等动脉硬化相关疾病的发病率和死亡率上并没有明显差异，如附图 2 所示。

2019 年，一份整合与评估多项关于体检（包括是否有保健指导）有效性的研究报告，通过对合计 15 项研究进行的综合分析（总参与人数 251 891 人）发现，全因死亡率、心肌梗死和脑梗死引发的死亡率以及缺血性心脏病或脑卒中的发病率，在接受体检组与未接受体检组之间没有明显差异。

当讨论到这一点时，大家可能会认为这些仅仅是在海外进行的类似于代谢综合征体检的医疗检查的例子，而日本人在接受指导后改变生活方式，结果就会有所不同。迄今为止，日本已经进行了四项关于代谢综合征体检对健康影响的研究。在此，我想介绍其中两项质量较

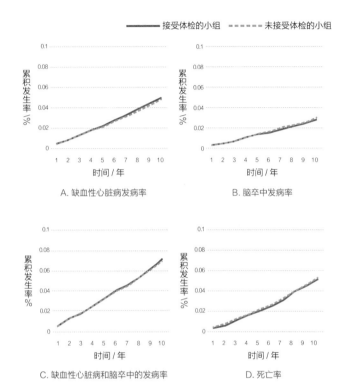

**附图 2　在丹麦进行的实验中没有发现体检能改善健康状况**

数据来源：由笔者根据托本·约根森的研究（2014）制作。

高且研究结果较为可靠的研究。

　　第一项研究是由作者团队在 2020 年进行的，旨在评估代谢综合征体检后接受保健指导对健康的影响有多大。代谢综合征体检根据特定的腰围"临界值"来判断是否存在代谢综合征，超过该值的被检者更有可能患有代谢综合征，并被建议接受保健指导。男性腰围的临界值为"85厘米"，女性为"90厘米"。尽管腰围处于临界值上下（男性中腰围84厘米和86厘米）的人接受保健指导的概率有很大不同（腰围临界值只是一个随意指定的数值，健康风险不会突然随之产生变化），但二者的健康意识等其他因素几乎相同。利用这一点，我们研究了腰围临界值稍微上下的两组人的健康数据有何变化。结果显示，虽然腰围和体重（体重减了290克，BMI减了0.1千克每平方米，腰围减了3~4毫米）略有改善，但血压、血糖、脂肪量等数据没有改善。尽管肥胖程度有所改善，但改善的幅度很小，我们对于这种变化是否具有临床意义深感怀疑。

第二项研究是学习院大学的铃木亘等人在2015年进行的。他们发现，即使研究对象接受了特定的保健指导，腰围也没有变化，或者即使腰围减少，换算成年化率也只有0.3%左右。尽管在统计学上显示出显著差异，但按年化计算，BMI的变化幅度极小，仅为0.4%~0.5%。此外，糖化血红蛋白（此项指标代表过去

1~2 个月的平均血糖值 )、甘油三酯、高密度脂蛋白胆固醇和血压均未显示出指导效果。

尽管这两项研究使用了不同的数据和分析方法，但它们的研究结果几乎一致。因此，可以得出结论——代谢综合征体检后的保健指导对健康的改善效果很小，甚至可以说没有。

根据推算，2008—2011 年这四年间，投保人承担了约 2 269 亿日元的总运营成本。日本财政每年也要为此投入 200 亿日元以上的税金。在此期间，不仅患者的血液指标和血压没有得到改善，BMI 的减少也聊胜于无。为了微小的改善而持续投入巨额的保险费和税金，这真的是一项利好政策吗？我认为，是时候重新审视代谢综合征体检的政策了。

延伸阅读③

# 什么是标准治疗

## 标准治疗 = 最佳方案 + 最合适的方案

　　大家听说过"标准治疗"这个词吗？它是指通过科学依据得出的最佳治疗方案，可以由医疗保险覆盖。基本上，大家在医院接受的都是由医生所提供的标准治疗。

　　听到"标准治疗"这个词时，大家的第一印象是什么？有人可能认为它是"普通治疗""常规治疗"或"中庸治疗"。从字面意思联想到这些很正常。但那样的想法是错误的。标准治疗实际是"高级治疗法"，是经过深度研究并证实行之有效的"最佳"治疗方法。

　　标准治疗所使用的药物和治疗方法是当今医学界的

顶峰，是我们治疗过程中的首选。

标准治疗属于医疗保险的覆盖范围，这让我们可以接受较为经济实惠的治疗。汽车和电子产品往往是价高者的质量更好，有些人可能会受此影响，认为"医疗保险不覆盖的高价治疗方法可能更有效"。其实，这种想法在医疗领域是错误的。

那些不被医疗保险覆盖的治疗方式，通常被称为"自由治疗"或"自费治疗"，或由于其代替了标准治疗，而被称为"代替治疗"。这种治疗方法通常价格昂贵，所以人们会下意识地对它的治疗效果有所期待。然而，这种治疗方法的效果和不良反应往往未经科学验证，可能立竿见影，也可能完全无效，属于未知的治疗领域。这就是我们不能将其纳入医疗保险、使用公共资金来支付这些治疗费用的原因。

此外，也存在一些从一开始就没有打算验证其效果的情况。有些医生可能会为了个人利益而推荐那些未经科学验证的治疗。即使有医生的背书，我们也不能轻易相信代替治疗。

有的人可能会问："虽然还没有成为标准治疗，但那些刚问世的，最新、最先进的治疗方法的效果如何呢？"

我的回答是："我们依然需要保持谨慎的态度。"治疗效果和不良反应没有经过充分的科学验证，就无法确定其有效性。我希望大家能以此为前提，考虑是否接受最新的治疗方法。

如果那些新型治疗法在临床试验中被证实比现有的标准治疗更有效，它们就有可能成为新的"标准治疗"。因此，"标准治疗"的内容是随着医学知识的进步而不断更新的。


## 万里挑一：标准治疗的通过率

标准治疗是如何确立的呢？在开发治疗某种疾病的药物时，需要经过一系列严格的步骤才能被选定为标准治疗药物。

第一步是基础研究。这个阶段会进行细胞实验和小鼠实验，毕竟，如果直接进行人体试验，可能会有中毒的风险。在小鼠实验中证实了药效，并确认没有明显的不良反应后，才会进行下一步。

第二步是人体临床试验。这个过程分为三个阶段进行。

首先是第一阶段，主要目标是确认药物对人体的安全性。实际给患者用药时，要观察用药剂量和用药次数来确定安全用药的范围。在这个阶段，研究人员不会对药物的疗效进行详细的评估。

然后是第二阶段，在少数患者身上进行试验，以确定药物的有效性。该阶段的目标是确认药物对患者的实际疗效。因为被试人数较少，不能完全排除"服药后恰好痊愈"的可能性。

最后是第三阶段，对药物的有效性进行充分的验证，将试验药物与当前最有效的药物进行比较，以确认其疗效是否更佳。为了排除"偶然性"，该阶段通常会围绕数百名患者进行大规模研究。

在第三阶段中，研究人员会使用随机对照试验的方法来进行严格的评估。这种方法是将患者随机分成"接受新药组"和"接受当下最有效的药物组"，以保证完全公平。通过随机分配，两组之间唯一的区别只在于用药不同。

这些患者对自己被分到的组别并不知情。否则，他们的病情可能会因为安慰剂效应的影响而好转（心理暗示的力量，强大得出乎预料）。不仅如此，组织试验的研究人员和医生也不知道具体的分组情况，避免因为期待新药有效而产生偏向性，从而对被试者们产生暗示。至此，试验已经进行得非常彻底。

只有通过这三个阶段的临床试验验证，药物才能被认可并纳入标准治疗，通过率约为万分之一。标准治疗可以说是优中择优的治疗方案。

也有研究显示，标准治疗优于自由治疗和代替治疗。

美国的研究人员对比了乳腺癌、前列腺癌、肺癌和大肠癌患者接受标准治疗和代替治疗后五年内的生存率，接受标准治疗的患者生存率高于接受代替治疗的患者。接受代替治疗的患者的死亡率是接受标准治疗的患者的 2.5 倍。

联想到标准治疗的确立过程，不难理解为何会有这样的结果。

当然，医学界可能存在有效的代替治疗或自由治疗，但在"便宜且经过验证的有效治疗"与"昂贵但不确定效果的治疗"之间，应该优先选择哪一边，显而易见。

延伸阅读④

医院就诊指南

## 名医排行榜可信吗？

人们在年轻的时候，可能不用经常去医院。一旦超过 40 岁，身体便会出现各种小毛病，导致很多人需要前往医院就诊。当今社会，直到死都不需要去医院的人是非常罕见的，绝大部分人都会在人生中的某个时间节点（大多是在年龄渐长后）开始需要经常去医院看病。

那么，当身体状况恶化后，该如何选择合适的医院呢？书店里常常摆放着许多名为"医院排行榜""名医排行榜"之类的书籍，这些书籍的内容是否值得信赖？

从结论来看，很遗憾，这些书籍的内容并不可靠。

甚至有的出版社还会与医院进行交易，宣称"只要付钱就可以登上排行榜"。不仅是书籍，网络和电视节目中也存在类似的情况。日本现有的医院和医生排行榜没有一个是可信的。

原因在于，日本没有可以客观评价医院和医生治疗效果的数据。在缺乏数据的前提下做这种排名，往往会采用业内人士的评价之类的主观且不甚准确的指标。医疗行业的专业性很强，如果不是同一专业的从业者，很难对彼此的技术水平做出准确的评价。因此，最终只能以传闻或从同事那里听到相当模糊的信息为基础，进行主观评价。

## 找到最适合自己的医院

患者去医院看病并接受治疗后，会收到一份类似收据的东西，医疗领域将其称为《诊疗报酬请求明细书》。美国的医疗机构会在对患者病情的严重程度保密的基础上，使用明细书中的内容，将死亡率和再入院率等数据公开。患者可以在网上检索到该地区针对某种特定疾病的治疗效果，并进行比较。

　　在此展示美国人在前往医院就诊前，通常会参考哪些医院相关的数据，见附表2。

附表2　"医院比较"示例

| 医院 | 罗纳德·里根加州大学洛杉矶分校医疗中心 | 西达-赛奈医疗中心 |
|---|---|---|
| 从住所到该医院的距离 | ××千米 | ××千米 |
| 综合分（满分5颗星） | ★★★★☆ | ★★★★★ |
| 患者满意度评价（满分5颗星） | ★★★★☆ | ★★★☆☆ |
| 骨关节/膝关节的人工关节置换术的术后并发症发生率（全美平均2.4%） | 2.2%（与全美平均值相差不大） | 2.0%（优于全美平均值） |
| 重症并发症发生比值（全美平均1.00） | 1.07（与全美平均值相差不大） | 1.30（比全美平均值差） |
| 肠道手术后，手术部位的感染比值（全美平均1.000） | 0.491（优于全美平均值） | 1.137（与全美平均值相差不大） |
| 心肌梗死患者死亡率（全美平均12.7%） | 11.4%（与全美平均值相差不大） | 9.5%（优于全美平均值） |

数据来源：由笔者根据医院比较（Hospital Compare）的数据制作（数据选取于2021年3月11日）。

美国有一个名为"医院比较（Hospital Compare）"的公开网站，人们可以在那里查看各家医院的质量数据。例如，洛杉矶有两家知名医院，人们可以在网站内对两者进行比较。罗纳德·里根加州大学洛杉矶分校医疗中心是背靠加州大学洛杉矶分校的医院，也就是所谓的大学医院（教育医院）。西达 – 赛奈医疗中心是位于比弗利山庄的知名医院，据说有许多像好莱坞巨星之类的名流会前往就诊。

从附表 2 可以看出，罗纳德·里根加州大学洛杉矶分校医疗中心在应对肠道手术方面表现得较为出色（术后并发症较少）。而在心肌梗死的相关治疗中，西达 – 赛奈医疗中心的治疗效果更为出众。尽管某家医院在针对某种疾病的治疗中取得了不错的成绩，但不代表它同样擅长其他领域的疾病。所以，关注每种疾病的相关数据是非常重要的，"医院比较"网站的存在使这些数据更容易获取，患者可以根据自己的疾病类型选择最合适的医院。

在美国，如果要讨论医院的排名，可以参考《美国新闻与世界报道》（U.S. News & World Report）发布的排行榜。虽然也有其他排行榜可供参考，但它是流传最广并得到认可的。该排行榜与日本的医院排行榜不同，是在客观参考医院的治疗效果的基础上，进行多角度综合评价。具体包括三个方面的数据：①结构性指标（该院的患者数量、护士数量等基础要素）；②就诊过程指标（同行的评价、国家开展的"患者满意度调查"数据）；③干预效果指标（患者的死亡率等）。最后，通过收集以上数据并计算三者的平均值来为医院排名。也就是说，美国排行榜除了和日本排行榜一样采用同行评价以外，还对死亡率等数据进行多角度评价，并将其数据化。《美国新闻与世界报道》难以独立进行如此复杂的数据分析，所以该排行榜是与美国北卡三角洲国际研究院（RTI International）合作完成的。

通过熟练利用"医院比较"网站和医院排行榜的信息，美国人可以在一定范围内选择治疗效果最佳的医院。但是，日本的医院排行榜缺乏客观的数据支持，因此，不太可信。

实际上，日本也有类似美国的《诊疗报酬请求明细书》的数据，从技术层面来看，这些数据同样可以用于比较每家医院的治疗效果。然而，根据日本的《个人信息保护法》规定，不仅是患者，医疗机构和医生的信息也受到保护，不得解析、公开每家医疗机构和医生的相关数据。由于该法规的约束，日本国民难以凭借自己的力量选择优秀的医院，这不得不说是一种不幸。虽然也有像东京圣路加国际医院那样自发地对医疗质量进行评价并公开的医院存在，但是，如果大多数医院都不将这些信息以可比较的形式公开，国民就难以挑选出最适合自己的医院。让患者不只依靠口耳相传，也通过参考客观的医疗数据来选择医院，这样才能促进医院之间的良性竞争，提高整体医疗水平。从我的个人角度来说，无论是从国民的健康着想，还是为了减少不必要的医疗失误，都应该将医疗机构和医生从《个人信息保护法》的受保护对象中排除，把有助于公共利益的数据公开。

## 挑选最适合自己的医生

即使选择了一家好的医院，医院里负责治疗的医生不同，最终的治疗效果也可能不同。那么，如何找到"良医"呢？

这是一个艰难的问题。美国虽然公开了各个医生的治疗效果等数据，但如果正在接受治疗的患者人数不足，就会导致推算数据的稳定性不足，存在无法准确统计的问题。

判断外科医生技术的方法相对比较简单。一般来说，手术次数越多的医生，其治疗效果通常不差。也就是说，如果需要做手术，最好选择在此类手术中经验丰富的外科医生。例如，有些医生虽然擅长肠道手术，但并不意味着他们也擅长胃部手术（有些肠道领域的专家几乎不会去做胃部手术）。所以，在选择外科医生时，不要看其执行手术的总数，而是要找到擅长自己所需手术的医生。外科医生的个人手术数据可能难以获取，但可以通过医院公布的总手术数进行大致地推断。通常，医院的官网会刊登相关信息。

有些人会对年轻的医生或女医生抱有偏见，认为他们不值得信赖。那么，医生的年龄和性别是否会影响到治疗效果呢？

在日本，能够回答这个问题的研究很少，因为没有专门的数据库供参考。不过，美国有医生数据库，那里有很多研究可以回答这个问题。实际上，我正是美国这一领域内发表最多论文的研究者之一。我以个人的研究成果为基础，针对"什么样的医生能够称为'良医'？"这一问题，将数据汇总成附表3。

根据表格内的数据，我们可以看出，在内科医生的群体中，年轻的女性医生的治疗效果较好。而外科医生中，50多岁的女性医生治疗效果最佳。另外，医学院的排名与再入院率、医疗费用等存在较弱的关系。

在进行这一类研究时，最重要的是尽量排除患者病情严重程度的差异所带来的影响。例如，年轻医生治疗的患者和年长医生治疗的患者，病情可能存在许多不同之处。如果病情严重程度不同，那么治疗效果的差异是出于医生年龄的影响，还是出于病情严重程度的影响，就变得难以区分了。

关于数据中所包含的信息，需要用统计学的方法来剔除外部因素的影响（统计学上称为"校正"）。其中不仅需要考虑患者的年龄、性别、主要疾病、其他病史等因素，还要考虑患者居住区域的平均收入等社会因素，并通过统计学的方法加以校正。除了患者方面的因素外，我们还利用有关医生的数据库信息来剔除医生方面的外部因素影响。例如，从数据库中可以得知，女性医生的平均年龄比男性医生小。因此，在评估医生性别造

附表 3　关于医生的特性与表现关系的总结（数据来自美国）

| 医生 | 内科医生 | 外科医生 |
|------|----------|----------|
| 性别 | 女内科医生负责的患者的死亡率、再入院率较低 | 没有区别 |
| 年龄 | 年轻内科医生负责的患者的死亡率较低（但治疗患者较多的医生的年龄和患者的死亡率没有关联）<br><br>* 根据其他研究团队对同一批医生进行长达四年的追踪调查发现，内科医生在作为住院医生开始工作后，患者的死亡率在第一年较高，第二年之后趋于平稳<br>此外，再入院率没有明显差异，而医疗费用方面则是年轻医生略低一些 | 年轻外科医生负责的患者的死亡率较高<br><br>* 结合性别和年龄来看，50 多岁的女外科医生负责的患者的死亡率是最低的 |
| 医疗费用 | 医疗费用的高低与患者的死亡率、再入院率没有关联 | |
| 毕业院校 | 来自临床教育较好（基础医疗水平排名较高）的医学院的医生，其患者的再入院率较低，医疗费用较低，死亡率没有明显差异<br><br>来自研究水平较高（研究成果排名靠前）的医学院的医生，其医疗费用相对较低，患者的死亡率、再入院率没有明显差异<br><br>来自美国以外的医学院的医生，其治疗的患者的死亡率较低，医疗费用略高，患者的再入院率没有明显差异 | 来自美国以外的医学院的外科医生和来自美国医学院的外科医生，在患者的死亡率、术后并发症的发生率和住院天数方面没有明显差异 |

成的影响时，如果不对医生的年龄差异进行校正，我们可能无法做出准确的判断。

需要注意的是，这些结论是针对普通医生之间的比较。按照平均值来看，女性内科医生的患者的死亡率低于男性内科医生的患者。然而，有关医生治疗效果的个体差异依然很大。因此，患者在选择医生时，比起性别和年龄因素，我认为从医生受到的评价和与患者的沟通方式等方面获取的信息更为重要。当然，"无法信任年轻医生或女医生"这样的说法是毫无事实依据的偏见。

什么样的科学依据更可信

本书所介绍的健康习惯，都是基于确凿的科学依据（evidence）总结而成的。在此，我想针对"什么是科学依据"，以及"科学依据的等级划分"进行说明。

"Evidence"在日语中可以理解为"科学依据"，指经过科学研究得出的结论。例如，通过某项研究证明某种食物对健康有益，那么该事实即可称为科学依据。

需要注意的是，并非所有有数据支持的研究都可以当作科学依据。可能有很多人见过类似用饼状图展示问卷调查中填"满意"和"稍有不满"的人数所占比例的研究。然而，专业的研究人员并不会将这样的调查结果视为科学依据。科学依据指的是使用先进的方法对研究对象进行评估，具有较高的可信度。

通常，研究人员会把科学依据整合成论文的形式。虽然不是所有论文的观点都值得信赖，但它在发表的过程中一般会经过三名以上的研究人员进行评审（由态度中立的第三方专家审读全文，对论文质量进行检查，如研究方法是否合理、研究内容是否可信等）。只有通过评审，并由医学杂志主编确认及格的研究结果，才能以论文的形式公开发表。

应该有人在电视剧里看到过医生们争先恐后地想要在医学杂志上发表论文的情景吧。论文发表的过程就是如此严酷的"战斗"。那些未经发表的研究结果，意味着没有接受过专门的审查，无从探究其可信度。通过学会发表的研究结果（至少从医学界的角度来说），也没有像在医学杂志上发表论文那样严格的审查制度，所以可信度也相对较低。有的学会只允许发表经过严格审查的高质量的研究，有的学会只要申请即可发表。如果确实是高质量研究，在学会发表后，大多会被整合成论文转载到杂志上，因此，静待论文的发表也是一种可行的判断是否为科学依据的方法。

能够成为科学依据的研究方法，大致可以分为三种。

第一种是调查人们的生活方式，并评估该人群在多少年后有多大患病概率的"观察研究法"。当然，生活习惯健康的人和生活习惯不健康的人会有许多不同点，无法简单地进行比较。例如，在分析饮食和运动习惯的不同会使患病率产生什么样的变化时，需要尽力去收集更多关于健康的信息，并使用统计学的方法来剔除这些因素的影响。

第二种是类似让一群人按顺序掷硬币，硬币正面朝上的人接受介入（食用某种食物或服用药物），反面朝上的人则不介入（或服用没有药效的安慰剂）。掷硬币得出的结果完全随机，所以每个人会被分到哪一组也是随机决定的（虽然在真正的实验中不会用硬币做决定，但随机分组的概念是没错的）。用这种方法分组后，两组人唯一的区别只在于是否受到了介入。通过追踪分析两组人后续的健康状况和患病率，便可以准确地评估介入效果。这就是"随机对照试验法"。

观察研究法的缺点在于，无法消除调查过程中那些未搜集到的数据对研究结果造成的影响。而在随机对照试验法中，除了是否受到介入这一变量外，两组之间在其他条件方面都是相似的。相比之下，随机对照试验是可信度更高的研究方法。

第三种方法是把前面提到的观察研究法和随机对照试验法结合起来，即"元分析法"。例如，电视节目中介绍了某种食物对健康有益的研究结果。但是，除了该研究以外，可能还有许多围绕这种食物展开的其他研究。其他研究可能得出过这种食物对健康有害的结论，可能 10 项研究中有 5 项认为这种食物对健康有益，而剩下的 5 项则认为对健康有害。这种情况又该如何解释呢？世界上存在许多种研究，它们的研究结果可能各不相同。汇总不同的研究结果，然后对整体趋势进行分析评估，这就是元分析法。

元分析法有一个重要的原则：假如与研究相关的研究结果有 100 个，那就必须对它们进行全面、公平公正的评价。研究者不能凭借主观臆断来选择对自我观点有利的研究结果，不可以"挑选"研究结果。大多数人可能没有时间对每一篇论文进行深入的研究，通过元分析得出的结论，我们可以了解到整体的研究情况。通常来说，元分析的研究结果要比个体的研究结果更值得信赖。

元分析涵盖了观察研究和随机对照试验的结果。如前文所述，随机对照试验比观察研究可信度高，所以，对随机对照试验进行总结的元分析的结果可信度最高，即"最有力的科学依据"。本书为了尽量避免使用专业术语，将元分析表述为"整合了多项研究的综合性研究"或"总结了××项研究的论文"。

如果我需要查看某方面的资料，首先会检索元分析论文，接着也会检索与之相似的"系统综述"（系统综述的概念较为广泛，包含那些只对论文进行系统性总结而不进行统计学分析的论文）。所以，在对情况进行整体的了解后，如有必要，我会再去逐一阅读发表了原始单项研究结果的论文。

附图 3 是关于"研究的可信等级"的对比。可信度最高的是元分析，其次是随机对照试验，然后是观察研究。希望大家记住，只要没有科学依据，即使是医生等专业人士发表的意见也仅供参考。如"接诊人数过万、经验丰富的医生""诺贝尔奖得主""某大学名誉教授"等人所说的话，也不能立刻相信。除非按照规范的流程引用科学依据，否则，那些言论仅仅是"意见"而已。

本书只选取"金字塔"中最高级别的科学依据，以确保信息的权威性和可靠性。目前，有关健康习惯的研究仍在进行中，新的发现和认知还会源源不断地产生。

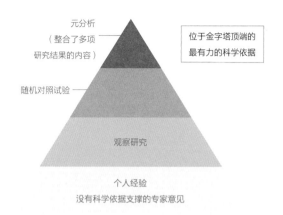

**附图3　由元分析得出的研究结果是最有力的科学依据**

数据来源：由笔者根据戈登·亨利·盖亚特的研究（2015）制作。

本书的内容是基于大量可靠的研究结果编写而成的，短时间内不太可能因为出现新的研究结果而推翻书中的结论。

遗憾的是，许多问题的答案，我们仍不得而知。在写到那些没有科学依据（或科学依据不足）的领域时，我会根据医学机制补充"可能是这样的"的推测。在编写过程中，我十分谨慎地对有科学依据的部分和推测部分进行了区分，以确保大家能够更好地理解原意。

## 后记

　　2018 年，我出版了一本关于健康饮食的书，有幸得到了许多读者的喜爱。我惊讶地发现，因难以获得正确的健康饮食信息而感到困扰的人多到远超我的想象。在那之后，我还收到了许多读者的请求，希望了解更多饮食以外的健康知识。

　　诚然，饮食只是我们日常生活中的一部分，还有运动、睡眠、压力、泡澡等，我们每天都会进行许多"与健康息息相关的活动"。日常生活中每一个微小到不易察觉的细节变化，都决定着我们与健康的距离是渐行渐远，还是逐步靠近。

　　虽然我们可以在书本或网络上轻而易举地获取信息，但问题在于，这些信息不一定是正确的。由于错误信息的泛滥，我们很难从中找出准确的回答。要想在大量与健康有关的信息中筛选出"从医学和科学的角度来看没有错漏的信息"，无异于大海捞针。

另外，还有很多人连看书、在网上搜索健康信息的时间都没有。这些人往往会轻信从别处听说而来的传闻或电视节目中的说辞，又或者是直接相信社交媒体上流传的信息……这不就是当今社会的现状吗？这样一来，人们想要变得健康就更加困难了。

出于种种考量，我花了三年半的时间来撰写这本书。我的初衷是为生活繁忙的现代人整理好正确的健康信息，并用浅显易懂的语句进行说明，这样的话，即使没有基础医学知识的人也能轻松理解，还能让更多的人从中受益。

本书详细说明了可以从今天就开始改变的生活习惯、背后的原因以及经过专业研究得出的结论。如果你只想知道如何改善自己的健康状况，读这本书就够了。

当然，这本书并非仅凭一己之力就能完成的，在撰写过程中，我得到了许多人的支持。

它脱胎于《小说 SUBARU》的连载专栏，之后又增加了许多新的内容。我不断地把本书的责任编辑伊藤亮先生和《小说 SUBARU》的责任编辑木仓优先生提出的疑问和建议融入书中，两位编辑的专业素养使本书的质量更上一层楼。可以说，如果没有他们的支持和指导，这本书是无法完成的。我对两人的感激之情无以言表。

再次对前文中提到的老师们表示衷心的感谢，他们细致的检查确保了本书内容的可信度。同时，我也要向 2020 年出版的《完全解析并比较全球医学研究得出的最佳癌症治疗方案》（钻石社出版）的共同作者胜俣范之老师和大须贺觉老师表达我的谢意。本书延伸阅读之一"什么是标准治疗"就是以那本书的部分内容为基础撰写的。此外，关于本书的整体构成，我得到了大阪母子医疗中心的今西洋介医生的支持和帮助。另外，漫画家铃木祐树老师为本书精心绘制了封面插图，在此一并致以衷心的感谢。

我还要对一直理解并全力支持我工作的妻子津川衣林梨和儿子友晴表示感谢。

虽然本书的出版是经过多方协助得以完成的，但事先声明，书中的任何错误都由我本人负责。

大多数人都希望自己能每天充满活力、健康地生活，但是一谈论起为了实现这个目标具体需要做些什么的时候，大家就陷入了迷茫。尽管我们能够获取各种各样的资讯，但很少有人能够自信地说："我掌握的都是科学且正确的知识。"

只有掌握更多正确的知识，才能提高做出正确判断的概率。如果有更多的人可以读到这本将正确的生活习惯知识汇总起来的书，那么，拥有健康生活的人就会增加吧。我衷心地希望，这本书能让更多的人过上健康、幸福的生活。